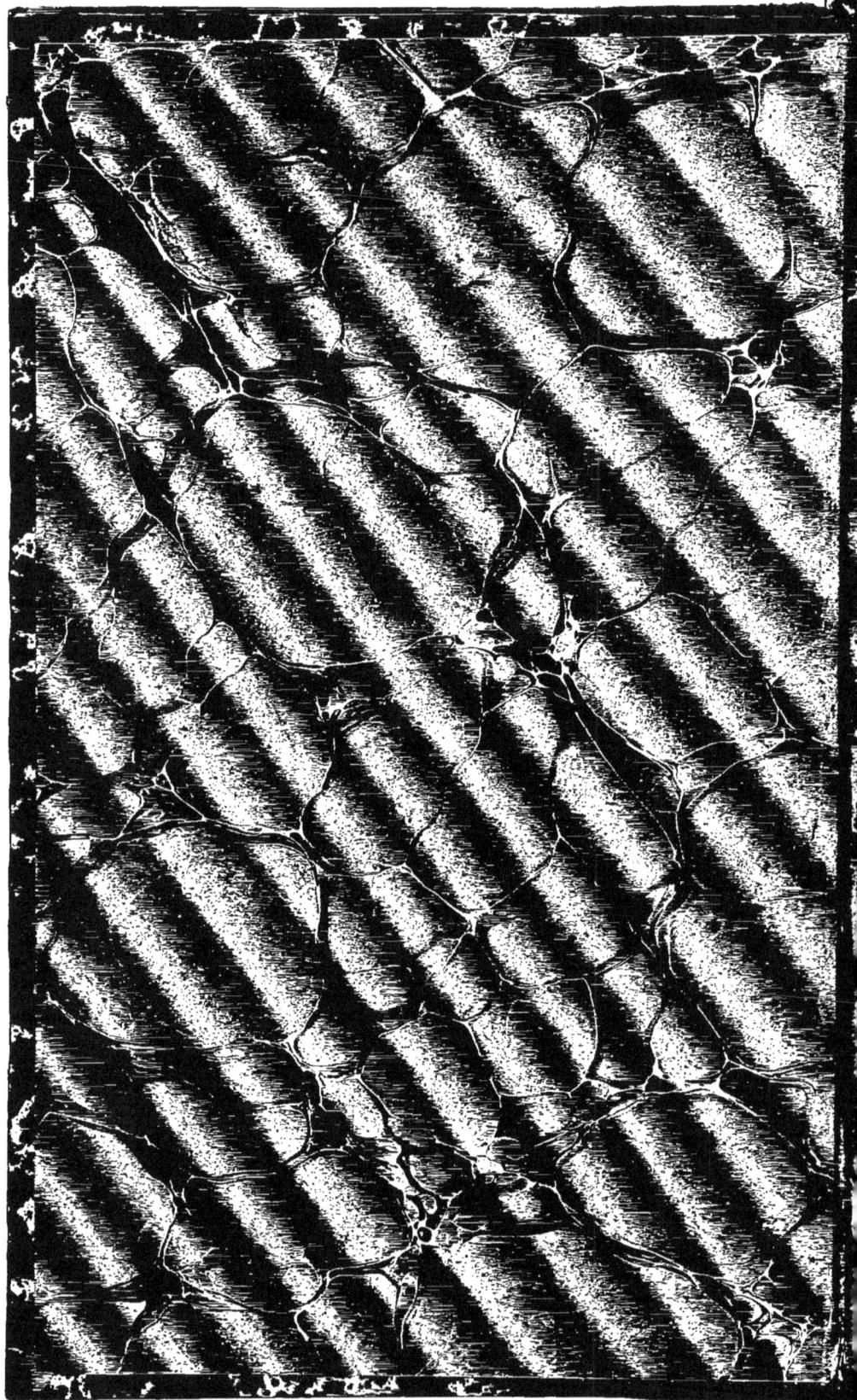

DÉFINITION
RIGOUREUSEMENT SCIENTIFIQUE
DE
LA VIE

PAR LA COMBUSTION LENTE, GÉNÉRALE ET CONSTANTE
DU PLASMA DE L'HOMME ET DU BLASTÈME
DES ANIMAUX,

IDÉE CRÉATRICE ET DIRECTRICE ENTREVUE PAR CLAUDE BERNARD
MAIS NON DÉFINIE SCIENTIFIQUEMENT PAR LUI.

LES VÉRITABLES GÉNÉRATIONS SPONTANÉES

M. PASTEUR ET L'ANTISEPTIE

Critique de la Vaccine en général

ET DU VACCIN DU CROUP EN PARTICULIER

Par CH. DÜRR,

PHYSIOLOGISTE-MICROGRAPHE,

Professeur de technique brassicole.

PRIX DU VOLUME : **5** FRANCS.

MARESCQ JEUNE,
LIBRAIRE-ÉDITEUR,
25-27, rue Soufflot, à l'angle du boulevard Saint-Michel, à Paris

1895.

DÉFINITION

RIGOUREUSEMENT SCIENTIFIQUE

DE LA VIE

———

Cette œuvre est dédiée à la mémoire de M. Ch. Robin, ancien membre de l'Institut et de l'Académie de médecine, ancien professeur d'histologie à la Faculté de médecine de Paris, ancien directeur du laboratoire d'histologie zoologique de l'école des hautes études, etc., comme un hommage posthume et respectueux rendu aux travaux de ce savant, sans la connaissance desquels l'auteur de ce livre eût été dans l'impossibilité de poser les premiers jalons de la chimie organique et de la physiologie, dont cette brochure n'est qu'un résumé sommaire.

L'AUTEUR.

(1) Nous considérons cette mesure comme une garantie nécessaire, contre la piraterie scientifique actuelle, dont l'ère a été inaugurée par M. Pasteur, lequel s'est emparé sans scrupules des découvertes de notre vénérable compatriote, l'émérite et modeste savant, M. Béchamp, de même qu'il s'est approprié le système de chauffage ou de stérilisation à vase clos, imaginé par Appert, indûment désigné sous le nom de — Pastorisation.

DÉFINITION

RIGOUREUSEMENT SCIENTIFIQUE

DE

LA VIE

PAR LA COMBUSTION LENTE, GÉNÉRALE ET CONSTANTE
DU PLASMA DE L'HOMME ET DU BLASTÈME
DES ANIMAUX,

IDÉE CRÉATRICE ET DIRECTRICE ENTREVUE PAR CLAUDE BERNARD
MAIS NON DÉFINIE SCIENTIFIQUEMENT PAR LUI.

LES VÉRITABLES GÉNÉRATIONS SPONTANÉES

M. PASTEUR ET L'ANTISEPTIE

Critique de la Vaccine en général

ET DU VACCIN DU CROUP EN PARTICULIER

Par CH. DÜRR,

PHYSIOLOGISTE - MICROGRAPHE,

Professeur de technique brassicole.

PRIX DU VOLUME : **5** FRANCS.

MARESCQ JEUNE,

LIBRAIRE-ÉDITEUR,

25-27, rue Soufflot, à l'angle du boulevard Saint-Michel, à Paris,

—

1895.

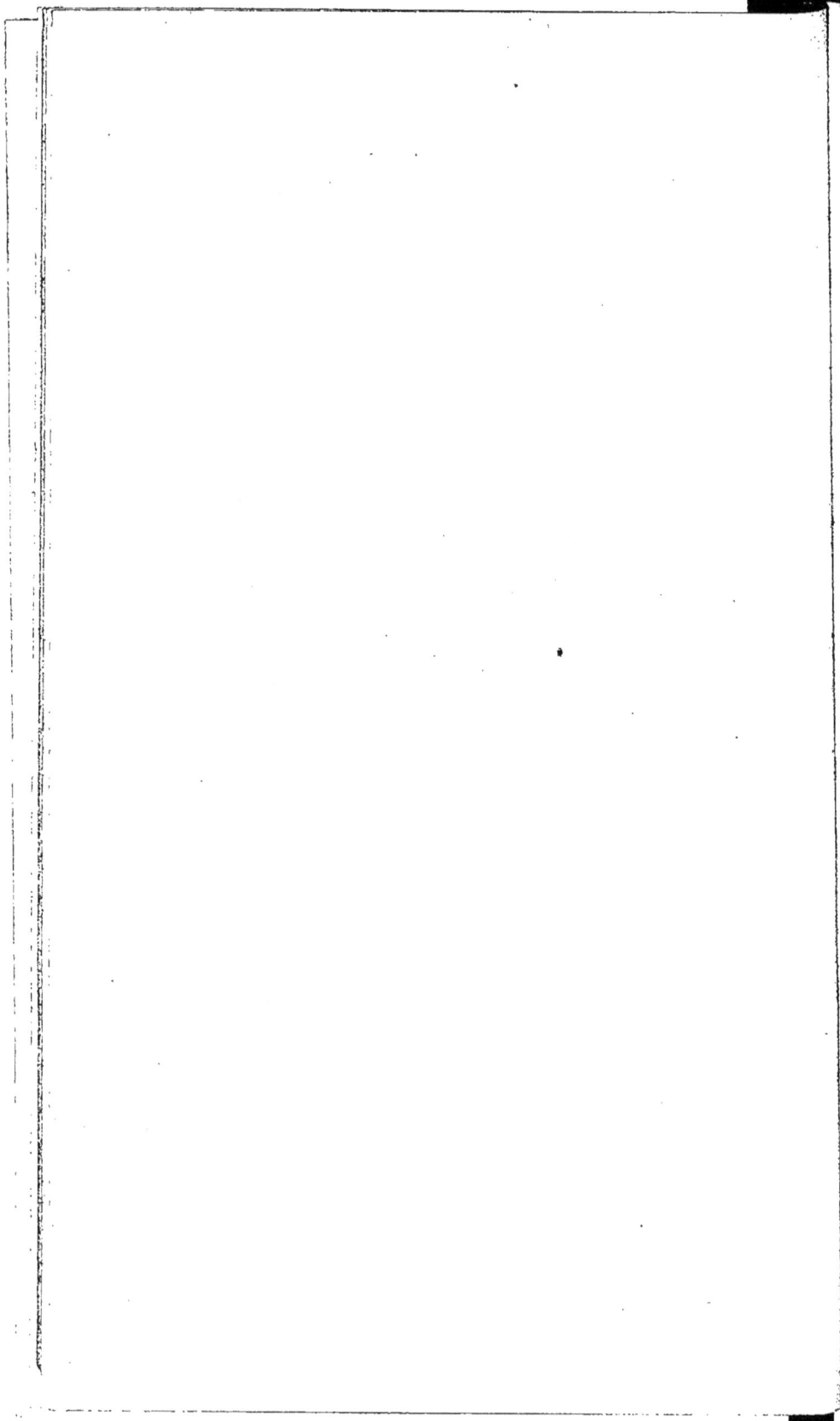

AVANT-PROPOS.

Le praticien désireux de connaître les véritables lois qui régissent les fermentations et la véritable nature des ferments, se persuadera que la présente œuvre, fruit d'une longue pratique et d'études sérieuses, n'a rien de commun avec les enseignements conformes aux nouveaux programmes, qui sont la base de la pathologie actuelle et l'origine de la bactériologie et de l'antiseptie, dont nous considérons la pratique comme meurtrière et criminelle au dernier chef.

Le lecteur intelligent et lettré, auquel les quelques termes techniques spécialement familiers aux micrographes sont étrangers, en trouvera la définition à la fin du livre.

A part l'emploi indispensable de ces termes, l'auteur, s'est appliqué surtout à ne pas se servir d'aphorismes, de syllogismes, dont la surabondance caractérise beaucoup d'œuvres ayant trait aux mêmes questions, parce qu'il estime que les mots sont des mots et ne peuvent en aucun cas remplacer la définition exacte, claire, lucide,

précise de faits naturels, telle que la science analytique l'exige rigoureusement.

Cette étude n'est par conséquent pas imaginaire
et spéculative. Elle est au contraire le résumé
succinct de phénomènes physico-chimiques observés
et décrits plus longuement encore, dans les Précis
de chimie organique et de physiologie que l'auteur
publiera peut-être ultérieurement ; phénomènes
exacts qu'il signale à l'attention des savants et
dont il est à même d'établir la cause au moyen
d'expérimentations concluantes. Car, aussi surprenantes, aussi hardies que puissent paraître, à
première vue, certaines de ses théories absolument
neuves, originales, il est à même d'en établir
l'exactitude au moyen de formules ou de démons-
trations, corroborant la logique de ses raisonnements et celle des déductions qu'il en a tirées.

Dans le cours de la présente œuvre, où la critique tient une place assez considérable, l'auteur a
bien cherché aussi, à ne pas se répéter trop souvent, sans y parvenir toutefois, au gré de son
désir ! Car, dans une étude de ce genre absolument
primesautière et si contraire aux enseignements
scolastiques actuels, les redites sont forcément
nécessaires, inévitables même, soit lorsqu'il s'agit
de réfuter des faits erronés trop accrédités, soit
lorsqu'il est indispensable d'affirmer un phéno-

mène naturel, qu'il est impossible de démontrer expérimentalement, mais dont il importe de définir la cause par des preuves accumulées, indéniables!

Enfin, si l'auteur emprunte une idée, un fait probant à quelqu'un, il cite le nom de celui qui a vulgarisé le fait, préconisé l'idée. A part cela, comme il le dit dans sa dédicace, il est l'adepte et l'admirateur de M. Ch. Robin, l'élève et le continuateur de M. Chevreul, observateur génial, auquel il est redevable de tout ce qu'il sait en micrographie, en dehors de ses connaissances spéciales. Il est regrettable que les travaux de M. Robin ne soient appréciés à leur juste valeur, que dans un milieu éminemment scientifique, auquel toute spéculation théorique, idéale ou pécuniaire, est absolument étrangère, et il serait à souhaiter que tous les micrographes qui s'occupent spécialement de l'étude des levures s'inspirassent de ses enseignements.

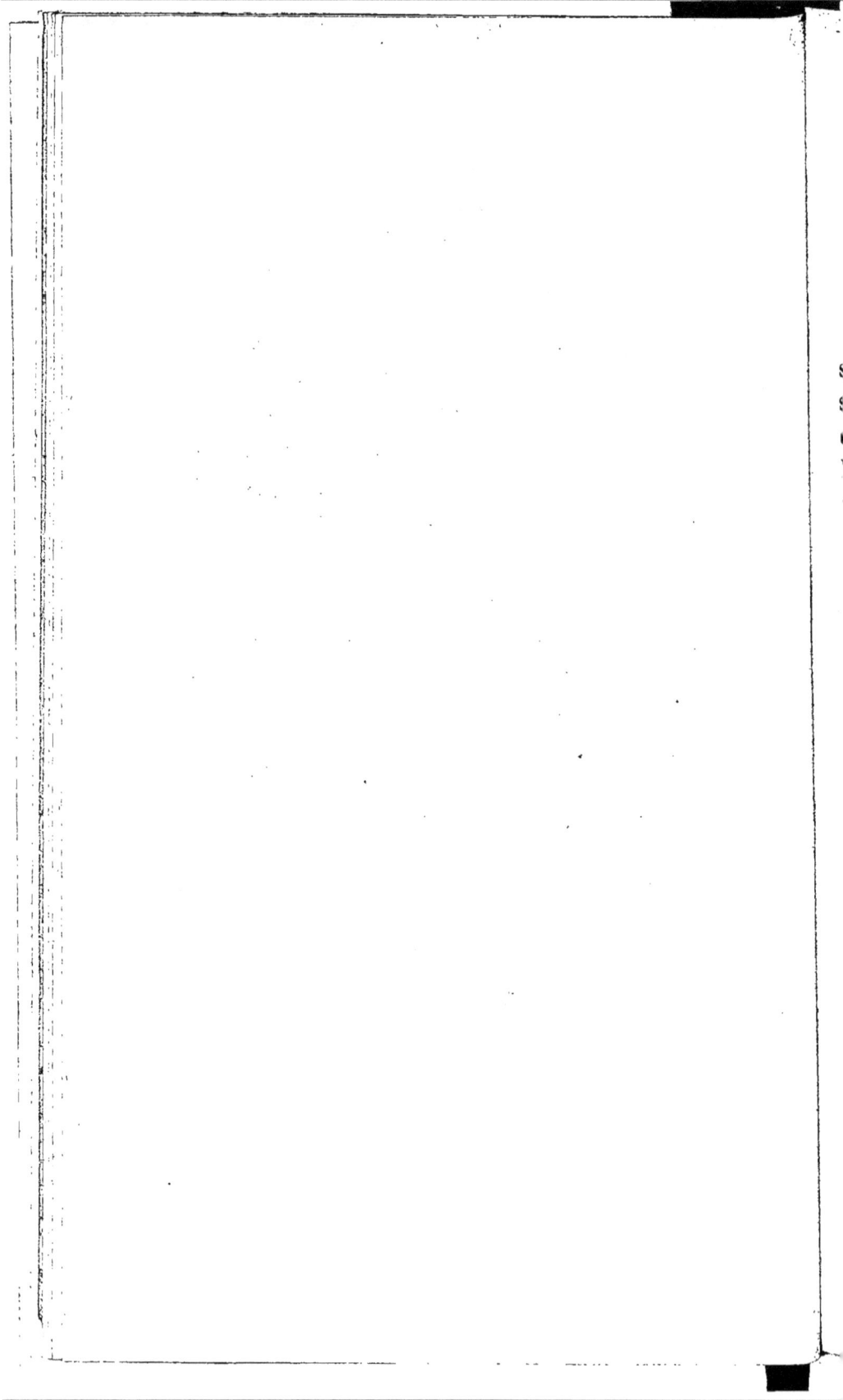

INTRODUCTION.

———

Parmi les esprits transcendants dont les observations se sont le plus rapprochées de la physiologie rigoureusement exacte, c'est-à-dire basée, non sur la circulation du sang au moyen de l'impulsion initiale attribuée par le médecin de Charles Ier au cœur, il y aura bientôt trois siècles de cela, mais sur la combustion lente, générale, latente et constante des liquides normaux de tous les êtres vivants, se distingue au premier rang l'illustre Claude Bernard.

Malheureusement pour l'avancement des sciences naturelles en général et de la physiologie en particulier, dont la chimie organique est le point de départ, ce savant ne s'est pas livré personnellement à l'étude théorique et pratique de la véritable nature des ferments et moins encore à celle de la fermentation, telle qu'elle se pratique effectivement dans l'industrie, c'est-à-dire sur une plus vaste échelle que dans un laboratoire ! Parce qu'en se livrant à ces études, Claude Bernard se serait persuadé, comme nous, que sans la germination des graines végétales, d'où résulte la saccharification de leur principe amylacé, unique origine du sucre, de la dextrine et de l'alcool, la vie organique serait incapable de se produire sur notre globe !

Car si Claude Bernard a prouvé que le sucre est indispensable à la vie, il n'est jamais parvenu à se rendre un compte exact, ni du processus important dont notre réseau sphéno-hépatique est le siége constant et latent, ni du rôle considérable que l'alcool, résultant de la fermentation glycogénique-alcoolique animale, remplit dans la synthèse organique.

Or, ce que Claude Bernard ne put découvrir, malgré l'esprit d'observation remarquable dont il était doué, nous allons entreprendre de l'expliquer aussi clairement que possible. Cette tâche abstraite nous a toujours, en effet, semblé devoir être, sinon facile, du moins possible, en raison des connaissances spéciales que nous avons de la germination des orges en général et de celle du maïs, du blé en particulier, pour les avoir pratiquées durant la plus grande partie de notre existence. Opérations complexes au cours desquelles se produit l'amidon nécessaire à la formation du sucre et au développement de la dextrine, principes organiques nécessaires à la fermentation ou combustion lente de tous les liquides fermentescibles, dont les moûts, ainsi que les liquides normaux des hommes et des animaux, sont les plus remarquables, en raison de leur commune origine et de leur richesse en principes saccharins et alcalins ou minéraux (1).

Pourquoi cela? Parce qu'en réalité, comme nous venons de le dire, aussi bien que les moûts extraits des grains germés, tirent leur origine de la partie amylacée des céréales, aussi bien le sang (issu lui-même en grande partie des céréales, dont les peuples font la

(1) Voir au dernier chapitre la composition chimique du moût de malt, comparée à celle du sang, page 128.

base de leur nourriture depuis la plus haute antiquité); est actionné par les mêmes agents — les *ferments aériens* — origine de toutes les levures. Corps générateurs et reproducteurs par excellence, que la nature a chargés de transformer le bol alimentaire d'origine végétale, formant indiscutablement la base de notre propre moût, au moyen de processus identiques, soit en sucre, soit en alcool, soit en acide acétique ; car il est certain que nos liquides normaux passent par les mêmes phases évolutives par lesquelles passe aussi le moût, extrait des grains germés, dont la nature et la composition chimique se rapprochent, avons-nous dit, le plus de celle du blastème animal et du plasma humain.

En présence d'un parallélisme aussi frappant, il nous sera donc facile de nous rendre un compte exact des transformations chimiques qui se passent en nous, avant, pendant et après la digestion stomacale-intestinale, puisque nous connaissons, en brasserie et en distillerie, les diverses phases par lesquelles passent les grains réduits en amidon avant d'arriver à la saccharification, dès l'instant que nous pourrons établir, que les procédés employés par la nature sont identiques, puisque nous savons que ce sont les mêmes agents qu'elle a chargés de déterminer dans notre organisme les mêmes phénomènes chimiques organoleptiques ! Il s'agit donc de prouver rigoureusement :

Que l'organisme des mammifères et celui de l'homme, arrivés au maximum de la perfection animale, sont à la fois, l'un et l'autre : une distillerie fabriquant du sucre et de l'alcool ! une fabrique d'acide acétique !.

— XIV —

une fabrique minuscule de produits chimiques, où
s'élaborent aussi des graisses, des huiles, des essences!
une savonnerie où ces huiles, ces graisses se saponifient,
se purifient! Ce qui nous sera d'autant plus facile à
prouver, que ces opérations complexes se parachèvent au
moyen d'appareils spéciaux, d'organes, comparables aux
divers appareils fonctionnant dans les usines, spéciales à
ces industries! De sorte que nous pourrons conclure en
même temps de cette connexité : que la fabrication du
sucre et de l'alcool, la production des moûts dans une
brasserie ou distillerie, celle de l'acide acétique dans
une vinaigrerie, la production du savon et, en un mot,
la fabrication de tous les produits similaires par l'industrie moderne, au moyen de procédés connus, ne furent
et ne sont, qu'une imitation intuitive des procédés
inconnus employés par le grand chimiste, le sublime
brasseur, l'impeccable inventeur auquel nous devons la
vie : le Créateur !

Nous disons le Créateur, car s'il existe une idée créatrice et directrice unique, ainsi que Claude Bernard
l'affirme et ainsi que nous entreprenons de le démontrer,
Celui qui a conçu cette idée existe également !

Enfin, comme nous savons que la science ne connaît
pas d'autres corps qui aient, comme les *ferments*, la
faculté de se reproduire chimico-physiquement, avec le
concours de la chaleur, de l'air et de l'eau, ce ne peuvent être que ces corps microscopiques dont le Créateur
se sert pour animer la matière, lui donner une forme et
lui insuffler une parcelle de sa divine intelligence, c'est-
à-dire la lumière qui nous anime et nous donne

conscience de nous-même ! Et la preuve de ce que nous avançons : c'est que le principe basique alcalin ou minéral et le principe acétique, dont la combinaison constante détermine les transformations chimiques vitales dont nous parlons plus haut, sont représentés :

Le principe alcalin, par les sporanges phanérogames, constituant le système reproducteur des algues marines, dont la puissance prolifique colossale ne tarderait pas à encombrer les mers, si ces corps n'étaient répandus sur les continents et utilisés au profit de la vie organique.

Le principe acétique : par les sporanges cryptogames, système reproducteur des champignons, lesquels corps sont chargés par la nature d'enlever plus spécialement le principe acétique à l'oxygène, dans le même but.

On peut donc déduire de ces faits : que les ferments alcalins enlèvent à la mer le principe minéral basique — représenté chez les animaux par le fiel, chez l'homme par la bile, chez les végétaux par la chlorophylle — principe alcalin sans la présence duquel aucune fermentation n'est possible. Tandis que l'ensemble des ferments, constituant les spores unicellulaires, origine des ferments alcooliques-acétiques, enlèvent aux éléments cosmiques l'oxygène ou chaleur solaire enregistrée, atténuée, au profit des organismes, dont l'économie liquide est soumise à la combustion lente ou fermentation générale et constante. Processus vital dont les *ferments* ou sporanges unicellulaires phanérogames et cryptogames sont les agents uniques !

t
i

s
l
a
e
à
i
à
c
r

r ê
r

l

DE LA NUTRITION

ET

DE L'ANIMALISATION DU CHYLE.

Il est superflu de rappeler ici que la nutrition et la digestion sont les deux actes les plus importants de la vie.

Mais ce qu'il importe de faire remarquer surtout, c'est que la vie animale est absolument subordonnée à la présence des végétaux sur notre globe ; par la raison banale, que les animaux sont incapables de s'assimiler par eux-mêmes les sucs nutritifs indispensables à leur existence, principes organiques et inorganiques que les végétaux tirent du sol à leur profit immédiat et au profit secondaire de l'économie des hommes et des animaux.

Il résulte de cette vérité cette autre vérité non moins banale : que le règne végétal a dû être la première manifestation de la vie sur notre planète.

Mais comme nous savons positivement, par la géologie et la paléontologie, que l'Océan primordial était couvert, pendant les premiers âges du monde, d'une quantité colossale d'algues, on est bien forcé d'admettre : que les algues microscopiques constituant le système reproducteur de ces mers primitives dont il existe encore des vestiges non moins grandioses sous la dénomination, de *mers de Sargasse*, sont, non-seulement l'origine de ces végétations rudimentaires, mais sont, également encore de nos jours, celle de toute la nature organique !

Par conséquent, ce système reproducteur dont la forme et la nature n'ont pas varié, depuis que la première cellule ou spore unicellulaire a pris naissance à la surface des mers primitives, peut et doit être considéré comme étant la véritable origine des *générations spontanées*, issues elles-mêmes des zoospores pluviales, ainsi que nous le prouverons au cours de notre étude.

De cette immutabilité de la forme et de celle de la nature mixte des sporanges, corps reproducteurs et générateurs dont la puissance prolifique est colossale, comme on sait, de même que de l'immutabilité des plantes marines, lacustres et fluviales, dont ces corps sont l'origine et dont les masses incommensurables recouvrent toujours encore (nous insistons sur ce point) par millions et par millions de kilomètres carrés, les surfaces liquides de notre globe, il résulte clairement que la théorie du transformisme (laquelle, au surplus, ne repose que sur des hypothèses) est inadmissible !

Parce que, de même que ces végétations

rudimentaires ont conservé leur forme primitive depuis la Création jusqu'à nos jours ; de même, les espèces animales rudimentaires, représentées par les foraminifères, les coralliaires, etc., dont les sporanges ou ferments alcalins marins sont également l'origine, n'ont changé ni de forme ni de nature depuis des milliards de siècles, ainsi que l'ont prouvé suffisamment les explorations sous-marines, au cours desquelles des espèces, que l'on croyait disparues à jamais, ont été ramenées vivantes du fond des abîmes (jadis inexplorés des vastes mers) à la surface. Et ceci à la confusion des partisans du néant de la vie organique dans ces parages, lorsque des sondages, qui dépassèrent 5 à 6,000 mètres de profondeur, démentirent leurs théories.

Il nous paraît donc logique d'admettre aussi : que l'homme, la plus sublime expression de cette même idée, qui préside à la création de tous les êtres vivants, ne descend pas du singe ! Car, précisément, en vertu de la théorie de Darwin, nous avons le droit de nous demander de quel organisme moins parfait le singe lui-même descend ! Cette question abstraite est d'autant plus facile à combattre, à réfuter, qu'Agassiz a fait remarquer avec raison, qu'aucune observation bien sérieuse n'a confirmé : que les animaux rayonnés aient précédé les mollusques et les articulés dans les formations les plus anciennes, ni que les vertébrés soient apparus plus tard. On trouve au contraire, que, dès la première apparition des animaux à la surface du globe, il y a eu simultanément des rayonnés, des mollusques, des articulés et même des vertébrés! (Emile Blanchard, *Revue des Deux-Mondes*, tome X, page 31.)

Dans un autre ordre d'idées, nous constaterons simplement que : soit les mollusques, soit les articulés, soit les vertébrés, les premiers animaux apparus ont dû être nécessairement herbivores et durent se nourrir de plantes marines, c'est-à-dire de végétaux rudimentaires alcalins ; d'où il résulte que le mucilage et les sels marins sont la base du blastème des animaux herbivores et celle du blastème des carnassiers marins, puisque les carnassiers se repaissent de la chair des herbivores, d'origine purement végétale. De même que notre plasma et le blastème des carnassiers terrestres sont issus du blastème des herbivores, issu lui-même du cambium des végétaux, dont la chlorophylle, base du cambium, devint par ce fait l'origine de notre bile et du fiel animal. Mais comme nous savons que la sève des végétaux est soumise aux lois de la combustion lente ; que nous savons aussi, par les observations rigoureuses des naturalistes, que les cellules végétales libres (notamment celles des charas, etc.) se reproduisent dans le cambium à l'état unicellulaire, par déversement de leur contenu liquide et granuleux ; comme, à part cela, nous avons constaté nous-même que les cellules de la levure sont unicellulaires et non polycellulaires, et qu'elles se reproduisent dans le moût absolument comme les cellules végétales se reproduisent dans le cambium,

dont la nature et l'origine sont communes !...
Nous avons déduit de ces faits parallèles : que
les *ferments aériens* (que nous aspirons par milliards avec les poussières atmosphériques, dont
ils font comme une partie intégrante) devaient
se reproduire également au sein de notre économie liquide, éminemment fermentescible,
lorsqu'ils y pénètrent, c'est-à-dire à chaque
inhalation ! — Et ceci par une raison bien
simple : celle que, sans la présence des *ferments*,
aucune saccharification, partant aucune fermentation n'est possible. Mais comme chacun
sait que nous fabriquons du sucre et de l'alcool
en quantité, il faut bien admettre que tout fermente en nous ! Car tout liquide sucré contenant une quantité suffisante de principes minéraux alcalins fermente, lorsqu'il est maintenu
en contact avec l'air atmosphérique et que le
degré de la température ambiante dépasse 0,
degré au-dessous duquel commence le néant
de la vie organique ! Or, comme il n'existe pas
de liquides organiques plus riches en principes
alcalins que les liquides normaux des hommes
et des animaux ; comme, d'un autre côté, nous
savons, par M. Pouchet, que les ferments
aériens pénètrent jusque dans les cavités
aériennes des os des oiseaux, à plus forte
raison au travers des pores de l'épiderme
animal et de l'écorce des végétaux, lorsque la
chaleur, soit intérieure, soit ambiante, dilate
leur enveloppe : il est incontestable, encore une
fois, que l'économie liquide de tous les êtres
vivants est soumise à la combustion lente Idée
créatrice et directrice commune à l'universalité

des êtres, parce que les ferments en général et les ferments unicellulaires surtout, ne pénètrent pas impunément au sein d'un liquide fermentescible sans actionner ce liquide : vérité que Claude Bernard et M. Pasteur ont démontrée, sans se douter du rôle important que les poussières atmosphériques remplissent à l'égard de la respiration. Ce fait est d'autant plus surprenant que Claude Bernard avait déjà constaté que la moindre de nos cellules était le siége d'un processus de ce genre.

Comment se fait-il que parmi les penseurs, les savants, il ne s'en soit pas rencontré un seul, qui, s'inspirant des idées des Lavoisier, des Magnus, des Liebig et des Claude Bernard, n'ait cherché à établir le point de contact par lequel la combustion très-lente du cambium se rattache à la combustion plus énergique de la sève animalisée ? Nous l'ignorons !

Il est à supposer que le monde scientifique en général, s'en sera tout simplement rapporté aux études si superficielles de M. Pasteur ! Celui-ci passe, en effet, auprès de ses savants collègues de l'Institut, comme l'un des grands initiateurs de l'humanité, pour avoir établi rigoureusement les lois qui régissent les fermentations, alors qu'il n'en est malheureusement rien. Car, à peu près tout ce que M. Pasteur a écrit sur les *ferments* et la fermentation est *faux, archi-faux*, ainsi qu'il est si facile de le démontrer. Il serait donc impossible de définir la vie, basée sur la combustion lente de nos liquides normaux, sans le réfuter. Cette tâche nous incombe et nous la remplissons d'autant plus volontiers, qu'il n'existe pas d'étude bien sérieuse ayant trait aux fermentations, telles qu'elles se pratiquent.

Il faut croire que M. Pasteur n'a jamais eu l'occasion d'examiner de la levure, pure de toute souillure, c'est-à-dire unicellulaire, si nous nous en rapportons au fac-simile des spores en chaînettes que M. Troost, de l'Institut, nous donne dans son *Manuel de chimie*, d'après M. Pasteur, comme étant des cellules de levure alcooliques, parce que celui-ci ne représente pas du tout le type exact de la levure alcoolique pure, laquelle se reproduit à l'état unicellulaire, comme il est si facile de s'en rendre compte en examinant de la levure sinon pure, du moins non contaminée, non altérée.

Cependant, cette erreur, inexplicable de la part d'un savant, qui se retranche derrière un rigorisme analytique absolu, vis-à-vis d'autres savants qui n'ont pas, comme lui, spécialement étudié les ferments et la fermentation, ce fait erroné, disons-nous, est moins regrettable au point de vue physiologique où nous nous plaçons, qu'une autre erreur tout aussi incompréhensible à laquelle M. Pasteur doit, malgré ce lapsus, la réputation dont il jouit. Erreur fatale d'où sortit — l'antiseptie.

Nous voulons parler de sa théorie singulière de la fermentation putride, telle que la donne également M. Troost, dans son *Manuel de chimie*, dont l'auteur fait remonter la cause exclusive à un microorganisme de nature animale, comme si un animal avait la faculté de déterminer par lui-même un processus fermen-

tescible de nature purement chimique. Vérité
qui tombe sous le sens ! Et cependant cette
erreur capitale n'a jamais été relevée que par
M. Ch. Robin et par les savants biologistes ou
naturalistes, les contradicteurs de M. Pasteur,
dont les travaux ne sont connus et appréciés à
leur juste valeur que dans un milieu scientifique trop restreint.

N'est-il pas absurde, en effet, d'attribuer la
destruction universelle de tous les êtres vivants,
ainsi que celle de toutes les matières organiques non constituées qui jonchent la surface
des continents, de celles qui gisent au fond
des vastes mers, à un *ovule*, dont le germe est
transporté par l'air ? C'est-à-dire à un microorganisme de nature exclusivement animale.
En réalité, les *ferments,* à ce que nous sachions
du moins, ne pondent pas des œufs et produisent encore moins des *germes*, puisqu'en
micrographie on ne connaît que des *spores*,
munies d'un protoplasma, dont les germes proprement dits sont dépourvus.

Phénomène important qu'il convient de préciser.

Il en est de même pour ce qui concerne la
théorie de la fermentation alcoolique à vase
clos, préconisée par le même auteur, toujours
d'après M. Pasteur, laquelle serait celle qui,
selon lui, assurerait au plus haut degré la
conservation de la bière !

Or, cette théorie est précisément l'antithèse
de la fermentation alcoolique, telle qu'elle se
pratique dans les distilleries et dans les brasseries du monde entier ! Car, n'en déplaise à

M. Pasteur, à M. Gautier, à M. Troost et à
tous les chimistes du cénacle, sans le concours
de l'air aucune fermentation alcoolique normale n'est possible.

Il en est de même pour la phase acétique
qui succède invariablement à la phase alcoolique, dont le degré thermique extrême est fixé
à + 20 degrés centigrades ; au-dessus de ce
degré calorifique, la phase acétique est d'autant
plus prompte à se produire, que le sucre du
liquide est plus complètement transformé en
alcool. Pendant ce dernier processus, à l'air
libre, il est incontestable que les ferments
aériens remplissent un rôle prépondérant. Ces
corps microscopiques tissent alors des voiles à
la surface du liquide ayant accompli l'évolution
alcoolique, en même temps qu'il s'y forme des
bactéries en quantité, surtout, si le liquide
s'élève à la température de + 30º et au-dessus.
Température qui paraît devoir être la plus
favorable au développement de ces corps filiformes ou filamenteux.

Pendant ce processus, lequel, comme chacun
sait, se passe d'abord à la surface, le fond du
vase commence à se couvrir progressivement
aussi, de phlegmes ou sédiments mucilagineux, visqueux, provenant, soit des matières
glutineuses, visqueuses ou grasses contenues
dans le liquide, soit du protoplasma semi-
fluide mucilagineux des ferments aériens,
cause initiale de la fermentation acétique,
laquelle se parachève également aussi à l'abri
de l'air, mais avec beaucoup moins d'énergie,
à la condition expresse que le liquide ait été
préalablement oxygéné.

Ces phlegmes (très-mobiles dans les liquides) dont les parties les plus légères remontent parfois à la surface, sont souvent pris à tort pour la *mère* du vinaigre par beaucoup de personnes, auxquelles la fermentation acétique est étrangère.

Toutefois, à part ce processus évolutif, au cours duquel il se produit également de la chaleur, de la vapeur d'eau, ainsi qu'une quantité de gaz carbonique (moindre cependant que pendant le cours de la fermentation alcoolique), il se produit encore, en même temps que des bactéries, dont les ferments aériens sont l'origine unique, incontestable, une quantité d'anguillules, surtout lorsque l'acétification se parachève à l'air libre. Ces microorganismes, de nature évidemment animale, naissent évidemment aussi d'ovules aériens. Mais ils proviennent également encore, en partie, d'ovules déposés à proximité du liquide en fermentation par des quantités de moucherons.

De ces ovules naissent alors des masses surprenantes de corpuscules filiformes sexués, c'est-à-dire des infusoires, qui se nourrissent, soit au moyen des bactéries, lesquelles ne sont autres que des ferments animalisés, soit au moyen des micodermes !

Ce sont précisément ces ferments aériens animalisés qui servent de chaîne à la trame des voiles que ces corps sont chargés de filer à la surface des liquides actionnés, et remplissent par conséquent un rôle utile ! Rôle que M. Pasteur a jugé devoir être la cause directe de la fermentation putride, alors que a formation de ces corps est simplement le résultat de la fermentation acétique ; processus, que les ferments aériens qui en sont l'origine provoquent, il est vrai, sans que pour cela il soit logiquement possible de leur attribuer la cause directe du processus putride.

C'est-à-dire celle de la décomposition finale de tout liquide fermentescible, quelle que soit sa nature !

Cette phase est en effet l'évolution purement chimique, *fatale*, à laquelle tous les liquides fermentescibles sont soumis, sans exception aucune, et notamment le sang des animaux, preuve certaine qu'il fermente !

Car après la disparition des bactéries et celle des micodermes du liquide acétifié, les infusoires disparaissent à leur tour, tués probablement par la virulence de la fermentation acide forte succédant à la fermentation acétique ou acide faible. De sorte que leurs cadavres, mêlés aux matières mucilagineuses développées pendant la phase acétique, forment les sédiments, qui sont l'origine de l'odeur plus ou moins nauséabonde que répandent certains liquides lorsqu'ils se décomposent !

C'est-à-dire lorsque l'eau mère se sépare des matières organiques et inorganiques, au sein desquelles les ferments alcooliques s'étaient reproduits, au cours du processus alcoolique initial.

Mais comme cette eau finit elle-même par se vaporiser, en raison de la faculté absorbante qui caractérise le fluide atmosphérique, les sédiments du fond du vase ou le processus a

— 12 —

eu lieu (parmi lesquels il reste toujours des
ferments passés à l'état putride), après avoir
déterminé la décomposition de la matière organique précipitée, ces dépôts, disons-nous,
desséchés, sont repris également par l'air,
après avoir été réduits en poussière et reviennent également aussi à leur état primitif,
après l'échappement des vapeurs d'eau et du
gaz carbonique résultant de ces divers processus.

Lorsque les matières en fermentation ont
déjà été utilisées au profit de la vie animale, il
reste de l'ammoniaque (l'urine, etc.) !

Ce sont alors ces poussières contenant des
ferments en quantité, qui acquièrent la faculté
de transmettre à leur tour le processus putride
à d'autres liquides, lorsque le hasard des vents
les y dépose, dans certaines conditions que
nous examinerons plus tard.

Telle est la définition exacte de la fermentation alcoolique acétique, que nous dénomme-
rons assimilatrice, tandis que la phase putride
résultante, est la phase désassimilatrice à
laquelle l'air et la chaleur ambiante prennent
également part dans les conditions précitées.

La fermentation putride ou désassimilatrice
est donc simplement la suite naturelle et fatale
des deux phases organisatrices ou assimilatrices, la phase alcoolique et la phase acétique.
La phase putride commence à se produire,
lorsque l'acide faible passe à l'état d'acide fort
ou toxique au moyen de l'alcool développé au
cours de la fermentation initiale et lorsque
après l'oxydation complète du liquide, le gaz

carbonique ne parvient plus à éliminer le surcroît d'acétification ou d'oxydation et finit par
passer lui-même à l'état de gaz putride, ainsi
que nous l'expliquons dans nos Précis de
chimie organique et de physiologie.

Telle est aussi la marche normale, ascendante et décadente, purement chimique, des
phases principales caractérisant la fermentation des liquides fermentescibles, riches en
sucre. Il est donc évident aussi : que nos
liquides organiques passeraient rapidement de
la fermentation assimilatrice-acétique ou acide
faible, à la fermentation acide forte ou toxique
et finalement putride, si le sucre et l'alcool
nécessaires à l'entretien de la fermentation
normale animale n'étaient pas constamment
renouvelés au sein de la distillerie humaine !
Usine minuscule dont la bouche, l'estomac,
l'intestin grêle et le réseau spléno-hépatique
sont les principaux appareils, préposés à la
saccharification et à la production de l'alcool
et à celle de l'acide acétique. Or, il est évident
que si l'antiseptie arrête l'évolution normale
de ces processus compliqués, il en résultera
ce qui doit logiquement arriver et ce qui
arrive journellement : *l'arrêt de la digestion*,
l'arrêt partiel de la production du sucre et de
l'alcool.

Toutefois, à part ces trois phases principales
de la combustion lente, il existe encore plusieurs autres phases incidentes, comme la
phase lactique, butirique et visqueuse, que
nous décrivons également dans nos Précis de
chimie organique, mais dont le cadre restreint

de cette étude ne nous permet pas d'aborder
la définition.

Nous nous bornerons à faire remarquer ici,
que les liquides organiques, pauvres en matière
sucrée, celles dont le sucre a déjà été utilisé
par les ferments au profit des organismes, tels
que l'urine, les matières stercorales ou autres
matières désorganisées, si elles passent très-
rapidement par toutes les phases décrites ci-
dessus, ne commencent pas moins le processus
putride désassimilateur, par la phase alcoolique.
Preuve incontestable que la loi immuable qui
préside à toutes les fermentations est commune
à l'universalité des êtres. Par conséquent, il est
absurde d'attribuer à un organisme animal, un
rôle prépondérant au cours de la phase putride
ou désassimilatrice chargée de ramener à l'état
gazeux, liquide, et minéral primitif, la matière
organique constituée au cours de la fermentation alcoolique acétique créatrice.

Le sucre remplit donc un rôle initial incontestable, au cours de toutes les combustions
lentes, assimilatrices ou désassimilatrices auxquelles la nature organique est soumise. Et
la preuve de ce fait naturel indiscutable, c'est
que les végétaux actionnés par le froid, se
saccharifient d'abord avant de passer par la
phase acétique et finalement toxique ou putride,
c'est-à-dire désassimilatrice, définitivement
désorganisatrice dont nous nous entretenons.

Les conceptions systématiques de M. Pasteur
ne reposent par conséquent sur aucun fait
scientifique rigoureusement prouvé. Les homogénistes, et surtout ce savant qui en est le chef,

n'ont donc, à nos yeux du moins, aucune autorité, lorsqu'ils se permettent de nier l'existence des *générations spontanées* (dont nous nous faisons fort de prouver l'existence), étant donné le peu de perspicacité dont M. Pasteur a fait preuve au cours de ses études relatives aux phénomènes que nous décrivons, dont la cause exacte crève les yeux d'un observateur sérieux.

Ce qui dut engager ce savant à spéculer sur une hypothèse, ou plutôt, à faire cadrer sa théorie de la fermentation putride, illogique, en raison de laquelle l'économie animale serait un champ clos où s'égorgeraient perpétuellement des armées de microorganismes de nature animale, *amis ou ennemis de l'homme* (théorie qui ne tient pas debout), c'est qu'il se développe effectivement des quantités de bactéries, de micrococcus, ou microbes, avant la mort ou peu d'heures après, soit dans le foie, où se forment en temps normal les hématies et quelques leucocytes, soit dans l'intestin grêle, soit dans le sang, etc., des cadavres des hommes, et des animaux, corpuscules qui apparaissent lorsque l'évolution putride bat son plein, c'est-à-dire deux ou trois jours après la mort, selon le degré d'élévation de la température ambiante.

Ce fait, dont l'analogie est frappante avec ce qui se passe au sein des liquides fermentescibles, quelle que soit leur nature, surtout à une température élevée, n'est-il pas une preuve non moins incontestable que tous les liquides fermentescibles d'origine animale ou végétale, riches ou pauvres en sucre, sont soumis aux mêmes lois organisatrices et désorganisatrices! Puisque nous savons qu'ils ont une commune origine et qu'ils sont actionnés par les mêmes agents, — les ferments, — agents uniques de la combustion lente!

Les ferments changent donc de nature et de forme, selon la nature même du liquide fermentescible au sein duquel ils se développent, surtout aussi, selon le degré de la température qui régit ces processus évolutifs et finalement, selon la quantité d'alcool développée.

Comment peut-il se faire que M. Pasteur n'ait pas compris cela? Ce défaut de pénétration est d'autant plus difficile à expliquer que Claude Bernard avait signalé la présence d'une quantité de sucre, non-seulement dans le foie, mais encore dans les bouillons de culture de tous les êtres animés! Il n'y avait donc plus qu'un pas à faire pour admettre la fermentation animale constante et latente, d'autant plus aisément, qu'il n'existe pas de liquide plus accessible à l'action des ferments, puisque c'est celui qui contient, en même temps que du sucre constamment renouvelé, la plus grande quantité de matières alcalines, sans la présence desquelles aucune reproduction de *ferments* n'est possible, nous insistons encore une fois sur ce point!

Cette démonstration a même été faite par M. Pasteur, lequel était par conséquent plus autorisé que personne à définir les grandes lois qui régissent les évolutions multiples que subit la matière organique hydratée avant de se constituer définitivement en corps organisés, de nature animale ou végétale.

Nous déduisons donc encore une fois des faits que nous venons d'analyser : que la théorie de la fermentation putride, telle qu'elle est enseignée dans les cours supérieurs est absolument erronée ! Ce processus désassimilateur étant le fait d'un phénomène purement chimique, ainsi que nous l'avons démontré, auquel les vibrions et les bactéries ne prennent aucune part prépondérante, et dont ils ne sont que les comparses ! PAR CONSÉQUENT, LE FAMEUX MICROBE N'EXISTE PAS COMME CAUSE !

Au surplus, il est facile de s'assurer, en cultivant du moût ou du bouillon de bière au moyen des *ferments aériens*, que ces ferments se transforment en bactéries, surtout, lorsque la température du liquide, ainsi que nous l'avons fait remarquer, est maintenue à un degré calorifique se rapprochant du degré de la température normale animale. Par conséquent, nous soutenons à l'encontre de M. Pasteur que les bactéries sont utiles, au lieu d'être nuisibles, ainsi que nous l'avons déjà dit ! Car sans leur présence dans l'air à l'état de ferments, les leucocytes, dont les ferments aériens sont l'origine, ne sauraient se former en quantité dans la lymphe, en quantité moindre dans le sang où ils existent, à raison d'un leucocyte par trois cents hématies (1).

(1) Les leucocytes sont les granulations, douées de mouvement ou non, qui sont immergés dans la lymphe.
Les hématies sont les globules discoïdes du sang.

2

A part cela, n'est-il pas incompréhensible que M. Pasteur et ses adeptes, se refusent d'admettre : que la fermentation putride ne soit pas le fait *exclusif* des ferments passés à l'état putride, visqueux, et finalement amorphe, ainsi que le cas se présente journellement en pratique pour la levure, au cours d'accidents que nous décrivons dans nos Précis de chimie organique n'existant qu'à l'état de manuscrit.

Enfin, si M. Pasteur lui-même, ou l'un ou l'autre de ses adeptes, s'avisaient de nous réfuter, nous nous contenterions de leur poser cette simple question :

La putréfaction qui se manifeste au sein d'un œuf couvé, non fécondé, serait-elle également le fait exclusif, la cause initiale, d'un *ovule* dont le *germe* est dans l'air, si toutefois des microorganismes de nature animale ont des *germes* ? Que M. Pasteur nous explique donc un peu comment cet ovule, charrié par l'air, s'y prendrait pour pénétrer dans l'œuf, au travers de la coque ? Ou bien prétendrait-il nous enseigner qu'il existerait plusieurs espèces de fermentations putrides ? Dans ce cas, qu'il les décrive avec un peu plus de précision que sa définition classique, assez obscure par le fait, que l'on enseigne cependant comme un axiome à nos futurs médecins.

Que des jeunes gens, non familiarisés avec les différentes manipulations pratiquées dans les distilleries et dans les brasseries acceptent cette théorie singulière, nous le comprenons très-bien ! Mais que des brasseurs, c'est-à-dire des praticiens capables, intelligents, lesquels, par cela même, en savent plus long en chimie organique que tous les chimistes composant le cénacle académique de M. Pasteur, se laissent prendre à de pareilles fadaises, cela nous paraît surprenant, tant il est vrai que le titre de savant parvient à en imposer à la longue, même aux esprits les plus judicieux. Au surplus, nous avouons, à notre confusion, que nous étions jadis, sinon tout à fait convaincu, du moins très-enclin à partager les errements de l'école antiseptique, et, disons-le franchement, nous croyions à la supériorité du génie du chef de l'antiseptie. Ce n'est qu'après deux années d'études et de recherches que nous avons si radicalement changé d'opinion, changement qui ne se produisit qu'à partir du jour où nous eûmes la bonne fortune de tomber sur le *Traité du microscope* de M. Ch. Robin, pour nous aider dans nos recherches, dans lequel *Traité* nous finîmes par lire à livre ouvert et par concevoir nettement le véritable rôle que les ferments remplissent à l'égard de la vie et de la Création.

. Il en fut de même pour celui que remplissent effectivement aussi les *ferments* aériens passés à l'état de moisissures et finalement à l'état de ferments putrides, après les évolutions multiples qu'ils subissent, lorsque les courants atmosphériques les reprennent : soit sur les matières organiques en pleine évolution putride, soit sur les cadavres en décomposition, soit sur les vases alternativement actionnées par les radiations solaires et par l'humidité, pour les transporter ensuite au loin et répandre alternativement, parmi les agglomérations humaines : soit les épidémies qui ravagent les populations, soit les épizooties auxquelles les animaux payent également un tribut considérable. Nous avons découvert, en effet, que les ferments remplissent, à l'égard de la combustion lente, à laquelle, avons-nous dit, les liquides normaux de tous les êtres vivants sont soumis, le même rôle que les corps en ignition remplissent à l'égard de la combustion lumineuse-effervescente... *celui de boute-feu.*

Ainsi, lorsqu'un médecin constate sur un malade *que l'inflammation se propage*, il constate que le sang du patient *fermente.*

Or, comme ce liquide fermentescible au premier chef, ne peut tout à la fois fermenter et ne pas fermenter, c'est-à-dire ne fermenter que lorsque l'ovule de M. Pasteur, dont le *germe est dans l'air*, y pénètre, il ne peut pas être douteux, pour ceux qui savent qu'en respirant nous nous assimilons des quantités considérables de ferments aériens, que le sang fermente constamment. C'est-à-dire que les ferments aériens charriés par l'air atmosphérique en quantités incalculables, que la chimie proprement dite confond indistinctement sous la dénomination de moisissures, au lieu d'être *nuisibles, nous sont nécessaires.* Car autrement tout le monde aurait la fièvre, ce qui n'est pas !

Il n'est donc pas douteux, pour l'observateur capable de raisonner un peu plus logiquement que M. Pasteur et son école : qu'en temps normal, le sang est soumis à une combustion lente et régulière, d'où résulte la décomposition normale du plasma sanguin ; tandis qu'en temps anormal (surtout en temps d'épidémie), l'économie de certains individus, dont le liquide organique sanguin est déjà altéré, sera soumise à une décomposition anormale, à la suite de l'introduction de *ferments putrides*, de mucédinées ou moisissures dont le *protoplasma* putride — boutera le feu — au sang vicié, altéré, par un mélange de sucs putrides, ainsi que nous le verrons par la suite ; processus d'où résulteront un développement de chaleur plus considérable et une accélération de la circulation, comme cela se produit fréquemment en brasserie et en distillerie, en raison d'une cause identique.

La combustion accélérée ou *fièvre* est en effet parfaitement parallèle à ce qui se passe au cours de la fermentation tumultueuse remarquée sur les moûts, lorsque ces liquides sont mal fabriqués ou sont obtenus, soit au moyen de malt contenant déjà de l'acide lactique, soit de malt, dont la partie amylacée est incomplètement transformée en amidon. Dans ce cas, les ferments nuisibles ont la priorité sur les *ferments* organaleptiques, lesquels, incapables de les expulser, passent alors à leur tour à l'état de *ferments* nuisibles, parce qu'ils ne parviennent plus à se reproduire à l'état unicellulaire normal.

C'est ainsi que les moûts passent de la phase alcoolique à la phase acétique, d'où résulte la phase lactique, si ces liquides contiennent déjà de l'acide lactique ; laquelle phase est suivie de la phase visqueuse et parfois de la phase buti-

rique, selon le cas, pour arriver finalement à
la décomposition putride, plus ou moins nauséabonde, selon que le liquide contient une
plus ou moins grande quantité de matières
organiques animales, ou de matières animalisées au cours de ces phases. Car la dextrine
et la glutine s'animalisent au cours de la fermentation acétique!

Pendant ces évolutions, la phase ascendante
est toujours marquée par un accroissement de
chaleur obscure, au cours de laquelle il se
produit un dégagement, plus considérable
aussi, de gaz et de vapeur d'eau.

Phénomènes qui rattachent non-seulement
la fermentation des moûts à la fermentation
des bouillons de culture des êtres animés, mais
qui rattachent encore la combustion obscure à
la combustion lumineuse effervescente — par
le feu — pendant laquelle il se dégage de la
chaleur lumineuse, de la vapeur d'eau, transformée parfois en *fumée* (chaleur obscure ou
carbone) et des gaz, enregistrés pendant la vie
des végétaux.

Telle est encore une fois la définition des
phases caractérisant à la fois, la fermentation
alcoolique organisatrice commune aux végétaux
et aux animaux, et les phases destructrices,
c'est-à-dire la libération définitive des molécules
solaires, noyées, enregistrées ensuite par les
végétaux au profit de leur propre organisme
d'abord et au profit de l'organisme des animaux
ensuite. Libération qui, pour les végétaux seulement, revêt deux formes: la libération ou combustion par le feu — combustion lumineuse effer-

vescente — et la libération ou combustion lente par les ferments et par la fermentation putride ; phénomène qui est également commun à la destruction des êtres animés, dont les *ferments* sont les boute-feu. De même qu'ils sont aussi les agents uniques de la fermentation alcoolique, en raison de laquelle tous les corps vivants sont capables de s'organiser, de se constituer, avec le concours de la chaleur solaire et de l'eau terrestre.

Il n'est donc pas douteux que la fermentation ou combustion lente des liquides fermentescibles, dont les ferments unicellulaires sont les agents uniques, est bien, non-seulement la base de la *chimie organique*, intimement liée à la physiologie, mais encore la base de toutes les sciences naturelles, sans la connaissance desquelles la médecine est incapable d'avancer, par la raison, que les phénomènes exacts déterminant la vie et la destruction des corps animés, sont non-seulement inconnus, mais encore faussement définis !

N'est-il pas inadmissible, ridicule, en bonne vérité, d'attribuer à un *ovule* dont le *germe* est dans l'air, ainsi que nous l'avons déjà fait remarquer, non-seulement la destruction de tous les corps vivants, qui finiraient par encombrer la surface de la terre et les abîmes de l'Océan, mais encore celle des matières organiques en pleine évolution putride qui fermentent : au sein des vases marécageuses terrestres, au fond des fosses d'aisances, à l'ombre des massifs boisés des forêts, sous le couvert des forêts vierges des solitudes immenses encore inexplorées ; ainsi que le processus colossal qui se passe au fond des mers, dont les vases entraînées de la surface, sont soumises elles-mêmes aux lois désassimilatrices de la fermentation putride, nauséabonde, dont les gaz répandent au loin les maladies et la mort ?

Par conséquent, les théories de cabinet de M. Pasteur, élaborées au profit d'un système, en raison duquel — les microbes — dont les ovules charriés par l'air se développent parfois en nous, rempliraient un rôle prépondérant, sont autant de contes imaginaires indignes d'être enseignés dans nos écoles, parce que ces théories sont rigoureusement inexactes !

Et dire que c'est sur de pareilles inepties que repose actuellement, ce que l'on sait de chimie organique, la physiologie de Claude Bernard, la physique et la chimie proprement dite, alors que les ferments sont l'origine de tous les acides organiques et probablement aussi celle de beaucoup d'acides minéraux ou considérés comme tels, ainsi que nous l'examinerons ultérieurement !

Enfin, voilà des savants qui osent nier l'existence des *générations spontanées*, lorsqu'ils n'ont pas même su définir des phénomènes naturels aussi simples que ceux qui nous occupent et qui sont le *b a ba* de l'étude pratique des ferments et de la fermentation, telle qu'elle se parachève dans l'industrie !

C'est à ne pas y croire ! Quelles seraient donc les combinaisons chimiques savantes en raison desquelles la vie est apparue sur notre globe ?

Nous ne demandons en somme qu'une *idée*,

une seule! aux homogénistes, persuadé d'avance qu'ils sont incapables d'en émettre même l'ombre d'une! Or, ce n'est pas au moyen de simples dénégations qu'on réfute une hypothèse, et lorsqu'on ne sait pas, on se tait! C'est beaucoup plus prudent et plus rationnel.

. . . .

Maintenant que nous pensons avoir fait table rase des conceptions bizarres qui eurent le privilége de susciter jadis les controverses passionnées que l'on sait, entre les hétérogenistes et M. Pasteur, lequel a su éliminer ses contradicteurs du corps savant, pastorisé, stérilisé, dont il est l'arbitre incontesté, alors qu'il était si facile de le réduire lui-même définitivement au silence, nous allons aborder la définition des questions complexes que nous avons entrepris de traiter, et notamment celle de l'animalisation du bol alimentaire, d'origine purement végétale, chez les herbivores.

Il est inutile de revenir sur le rôle purement passif que les végétaux remplissent à l'égard de la vie animale; il suffit de nous demander en raison de quelle loi mystérieuse les plantes parviennent à trier, au moyen de leurs racines spongieuses, les matières minérales composant le cambium des milliers et des milliers d'espèces qui vivent en parasites à la surface du globe. Ce phénomène restera toujours un mystère, à moins d'admettre, que même les végétaux sont doués d'un esprit de discernement intuitif absolument propre à leur nature passive, hypothèse que nous nous garderons bien de formuler autrement que par cette réflexion ! Quoi qu'il en soit, il n'est pas douteux, surtout pour nous qui avons une longue expérience de la germination des grains, pratiquée sur une grande échelle, que sans la présence dans l'air atmosphérique des *ferments* aériens, aucun processus germinatif ne serait possible !

Nous appuyons cette observation, dont l'importance ne peut échapper à personne (parce qu'elle est le point de départ de la chimie organique et de la physiologie), non-seulement sur nos propres expérimentations, mais encore sur la démonstration même dont s'est servi M. Pasteur, pour prouver que la vie organique était incapable de se produire spontanément au sein d'un liquide fermentescible quelconque, lors de la mémorable séance au cours de laquelle il crut confondre à jamais les hétérogenistes, ainsi que nous l'expliquerons ultérieurement.

Disons, d'autre part aussi, que l'orge hydratée (trempée) au moyen d'eau stérilisée et refroidie, soumise ensuite à l'action exclusive de l'air filtré, est incapable de germer, d'où nous avons conclu pour notre compte, que le processus au cours duquel la plumule, issue du germe des grains, se saccharifie, est l'œuvre exclusive des *ferments aériens*. L'expérimentation de laquelle nous avons déduit cette observation, acquerra sans doute une importance beaucoup plus décisive encore, lorsque nous aurons fait remarquer qu'elle coïncide avec, et corrobore une observation que fit Tyndall en 1873 ou 1874 (sans que celle-ci eût pourtant le privilége d'intéresser autrement le monde scientifique), en raison de laquelle ce savant prouva ce fait capital : que l'air pur, c'est-à-dire l'air respirable, privé précisément des poussières atmosphériques qui le saturent habituellement, est incapable *d'engendrer la vie*. De même que l'air pur est incapable de diffuser les radiations solaires, sans la présence des mêmes corpuscules hétérogènes, dont l'ensemble constitue ce que l'on désigne encore sous le nom de granulations moléculaires.

Le lecteur a bien compris — *l'air pur est incapable d'engendrer la vie*. Or, Claude Bernard et M. Pasteur ayant également prouvé, qu'un liquide fermentescible préalablement stérilisé est incapable de fermenter lorsqu'on le maintient dans un ballon (ayant servi à la stérilisation) strictement à l'abri du contact de l'air atmosphérique, il est permis de se demander, par quelle aberration, l'un ou l'autre de ces observateurs, n'a pas attribué aux ferments aériens le rôle immense, prépondérant, qu'ils remplissent par rapport à la vie.

Mais ce qu'il y a de plus surprenant encore, c'est que M. Pasteur se soit contredit lui-même en affirmant que l'ingérence des *ferments aériens*, qu'il considère comme étant des — moisissures — nuisibles, de même que tous les chimistes, ainsi que l'ingérence des micro-organismes de nature animale dans l'économie liquide des animaux, était la cause de leur destruction lorsqu'ils y pénètrent. Cependant il avait constaté que sans la présence et sans le concours des *ferments aériens*, ni le moût, ni le sang ne fermentent, c'est-à-dire ne se décomposent.

Et pourtant si les moûts ne se décomposaient pas, ils ne se transformeraient ni en bière ni en vin. De même que si le sang ne se décomposait pas il ne servirait à rien.

Par conséquent, ni pour M. Pasteur, ni pour son école, ni même pour Claude Bernard, le sang ne devrait se décomposer? Comment expliquer ces contradictions flagrantes? surtout si l'on réfléchit que Claude Bernard admettait déjà la combustion lente ou fermentation de nos liquides organiques, par conséquent la décomposition du sang. Car il n'y a pas de fermentation sans que le liquide fermentescible, c'est-à-dire saccharin, alcalin, se décompose. Il ne faut pas être doué d'un esprit de discernement bien extraordinaire pour s'en rendre compte. Et, n'est-il pas regrettable, au point de vue du progrès des sciences naturelles, que Claude Bernard n'ait pas étudié *lui-même* les lois véritables qui régissent la décomposition de tous les liquides sucrés contenant une quantité suffisante de matières minérales, d'où résultent les transformations que nous avons décrites, c'est-à-dire celle du sucre en alcool et celle de l'alcool en acide acétique. Principes absolument indispensables à la vie !

Pour notre compte, nous avons raisonné tout à fait autrement : nous nous sommes dit simplement ceci :

Puisque nous savons que l'orge hydratée, privée d'air respirable saturé de poussières atmosphériques, ne saurait germer sans la

présence des ferments que les poussières
contiennent;

Puisque le sang, le moût de raisin, le moût
de bière et même l'urine, stérilisés dans un
ballon et maintenus au contact de l'air filtré,
selon les procédés imaginés par Claude Bernard, ne se combinent pas avec l'air pur,
combinaison d'où devrait résulter leur décomposition réciproque, — ni le moût de raisin,
— ni le moût de bière, — ni le sang, — ni même
l'urine, — n'ont aucune affinité pour l'oxygène,
puisque ni l'air, ni le moût, ni le sang ne se
décomposent pour se transformer en gaz carbonique, en bière, en vin, en cidre, etc., enfin
en tissus, avec un développement de chaleur et
de vapeur d'eau.

Nous comprenons bien que M. Pasteur, de
même que Claude Bernard, n'aient pas osé, ni
réfuter ni même mettre en doute, la théorie de la
respiration telle que Lavoisier l'établit aussitôt
après la découverte de l'oxygène par Priestley
et par Scheele, laquelle théorie est sinon
erronée, du moins scientifiquement inexacte,
dès l'instant qu'elle n'accorde pas aux *ferments
aériens* leur véritable rôle : c'est-à-dire le *pouvoir d'engendrer la vie*, autrement dit, la faculté
de décomposer l'air respirable au profit de la
respiration des êtres vivants.

Or, comme la vie existe, que c'est l'état
normal de tous les êtres ou corps vivants organisés, il faut bien admettre, malgré tout, ce
dont Tyndall lui-même ne s'est pas rendu
compte : que sans l'existence des poussières
atmosphériques, seules capables aussi de dif-

fuser les rayons solaires, la vie n'existerait pas sur notre globe ! !

Découverte dont nous réclamons la priorité.

Par conséquent, les *ferments aériens* ne peuvent pas être considérés exclusivement comme étant des *moisissures*, c'est-à-dire des corps nuisibles, ainsi que nous l'apprennent à tort tous les traités de chimie, mais comme des corps alternativement utiles ou nuisibles, car lorsqu'ils actionnent un liquide fermentescible riche en sucre, ils sont utiles, alors qu'ils sont nuisibles parce qu'ils sont l'origine de la destruction des liquides fermentescibles peu riches en sucre, c'est-à-dire ayant déjà été utilisés eux-mêmes à la reconstitution des corps vivants, comme l'urine, par exemple, dont M. Pasteur a eu tort de comparer la décomposition à celle du sang ! Par la raison péremptoire, que le sang, alimenté constamment par le sucre fabriqué au sein de la distillerie animale, est le liquide saccharin fermentescible par excellence. Tandis que l'eau-mère ayant servi à l'alimentation du sang lui-même, autrement dit l'urine, ne contient plus que peu de matière saccharine ; ou si elle contient des parties notables de matière sucrée, comme cela se présente au cours du diabète, le sucre éliminé avec la bile, par l'urine, est de la *mannite*, ou sucre incapable de se transformer en alcool, ainsi que nous l'expliquons dans nos Précis de chimie organique.

Cependant, s'il n'est pas douteux que les *ferments aériens*, ajoutons unicellulaires, dont les uns enlevés à la cime des algues microscopiques (dénommés thèques ou sporanges, possèdent une énergie prolifique si considérable, dont les autres, connus sous la même dénomination, enlevés à leur mycélium microscopique terrestre, ainsi que nous l'expliquerons plus loin, composent (à l'état unicellulaire) la plus grande partie des poussières atmosphériques, il faut admettre que ces corps sont également l'unique origine de tous les *ferments*. Par conséquent, la levure de bière, celle qui constitue les levains du pain, les ferments qui s'attachent à la pellicule des fruits des raisins, ainsi qu'à celle de tous les fruits, n'ont pas et ne peuvent pas avoir d'autre origine. De même que les moisissures du fromage, les spores qui sont l'origine de la truffe, etc., et finalement la *diastase* salivaire, sont un composé de *ferments* hétérogènes, de sporanges phanérogames et cryptogames, c'est-à-dire alcalins et franchement alcooliques-acétiques, dont la combinaison constante a non-seulement la faculté de décomposer l'air respirable et de le transformer. en gaz acide carbonique au profit des êtres vivants, mais qui détermine encore la saccharification des *germes* de tous les végétaux contenus dans les graines. Cette saccharification se manifeste lorsque les *germes* proprement dits, c'est-à-dire les embryons des espèces végétales, passent à l'état de *plumules* ou tiges embryonnaires des plantes et des arbres, lorsque les *ferments aériens*, la chaleur et l'humidité les actionnent. Ce point capital, une fois pour toutes, posé en principe, nous pouvons examiner maintenant quelles sont en réalité les transformations chimiques que la — diastase — détermine, lorsqu'elle pénètre : soit dans nos appareils digestifs, soit dans ceux des herbivores, et notamment des ruminants, avec les aliments de la nutrition dûment broyés, insalivés, ramenés dans le palais de ces derniers, triturés, insalivés de nouveau et enfin transformés définitivement en chyle animal assimilable, c'est-à-dire en une matière organique hétérogène réduite, capable de servir de base aux liquides normaux de ces animaux. Il est à remarquer que leur sang, quoique directement issu du cambium des végétaux, ne diffère en rien, comme composition chimique, de celui des carnivores. Leur principe alcalin, le fiel, est par conséquent de la chlorophylle animalisée. Ferment alcalin par excellence, puisque nous savons qu'un liquide simplement sucré est incapable de servir à la reproduction des *ferments*. Processus au cours duquel le sucre se transforme en alcool.

Nous avons déjà comparé la distillerie animale à la distillerie industrielle, laquelle, nous le répétons, n'est qu'une imitation intuitive de la première, et ceci est d'autant plus vrai, plus frappant, que les appareils servant à la distillation de l'alcool chez les animaux, sont à peu près les mêmes, ou se prêtent aux mêmes opérations que ceux qui servent au même usage dans une distillerie, une brasserie.

Comparons, par exemple, à l'appareil hydrateur, dont beaucoup de brasseurs se servent pour le mouillage et l'empâtage de la farine destinée au brassin, l'appareil d'insalivation du bœuf, par exemple, et nous trouverons que les rugosités palatines arquées et transversales, chargées de retenir les aliments dans les cavités buccales de ces animaux, sont parfaitement accusées dans l'intérieur de l'hydrateur automatique (1). De même que les glandes salivaires, chargées de fournir le liquide nécessaire à l'insalivation, à l'imbibition préalable du bol alimentaire, trituré par le sytème dentaire, comparable lui-même aux dentelures du moulin concasseur, sont parfaitement représentées aussi à l'intérieur de l'appareil, par les petits orifices d'où jaillit l'eau de l'imbibition (en jets croisés), au moyen desquels la farine se mouille et tombe ensuite dans la cuve matière ! Absolument comme le bol alimentaire passe par l'œsophage des hommes et des animaux et tombe dans l'estomac, cette autre cuve à brasser, qui brasse réellement et où la saccharification des aliments se produit absolument comme elle se produit dans la cuve à brasser d'une brasserie ou d'une distillerie ! Preuve certaine qu'une même idée créatrice et directrice préside à la vie, uniquement basée sur la production du sucre, base de toutes les fermentations dont les ferments sont les agents uniques.

Chez les herbivores, par exemple, dont la grande cavité splanchnique horizontale contient les mêmes appareils que les nôtres, la forme de l'estomac ou cuve macératrice est

(1) Appareil Neubecker ou autre.

cependant différente, et cela se comprend. Car, si les hommes éminemment omnivores, c'est-à-dire à la fois carnivores et végétariens, sont capables de s'assimiler de la matière animale toute fabriquée, les herbivores granivores, comme le cheval par exemple, sont obligés de transformer eux-mêmes la nutrition purement végétale — crue — dont se compose leur bol alimentáire, en fibrine et en albumine, base de leur blastème. Il va sans dire que les ruminants sont dans le même cas ! L'estomac des herbivores se compose donc de deux courbures, dont une petite, au milieu de laquelle s'insère l'œsophage, et une grande, à laquelle adhère la rate, de même qu'on y remarque deux compartiments, l'un à droite et l'autre à gauche, et deux orifices œsophagiens, dont l'un est toujours fermé, tandis que l'autre, intestinal, est toujours ouvert.

A part cela, la membrane muqueuse qui tapisse l'intérieur de l'appareil à brasser des herbivores diffère, ainsi que nous le verrons, sous le double rapport de son organisation et de ses fonctions. L'estomac du cheval, qui paraît être unique à première vue, est effectivement double. La cavité gauche sert en effet, à la saccharification partielle du bol alimentaire, comparable à celle qui se parachève dans la cuve à brasser après la trempe, au moyen d'un repos identique ; de même qu'une saccharification secondaire ou saccharification par macération se produit dans le compartiment droit.

Chez les ruminants, la cuve à brasser stomacale se compose de quatre compartiments, dont le premier dénommé *rumen*, le plus considérable, repose sur les parois inférieures de l'abdomen. Ce *rumen* est subdivisé en deux compartiments où viennent s'accumuler les matières alimentaires insalivées, réduites, lesquelles sont remontées partiellement dans le triturateur buccal pour y subir une deuxième trempe et une mastication laborieuse et lente, absolument comme une partie des métiers est remontée dans la chaudière à brasser sous la dénomination de — dickmaische!! — Ainsi, de même qu'en brasserie, une grande partie de la farine de malt hydratée est remontée dans la chaudière et ramenée ensuite dans la cuve à brasser, dans le but d'élever graduellement la température de la matière, de même une grande partie de la nutrition est remontée dans le triturateur buccal des ruminants et redescend dans le rumen, dans le but évident, absolument identique, d'élever le bol alimentaire, progressivement, au degré calorique le plus favorable à la saccharification, — qui, pour le moût de malt est fixé à + 60° Réaumur! Il est certain que ce degré n'est pas immédiatement atteint dans l'appareil digestif de l'homme et des animaux! Voici pourquoi la saccharification imparfaite du chyme se complète dans l'intestin grêle et se continue dans le réseau spléno-hépatique lorsque le chyme réduit en chyle y parvient. Ce transport a lieu, au moyen et par l'entremise de la veine-porte, dont les racines plongent dans l'intestin grêle ou duodénum, et obéissent à la ponction du cœur, dont la partie droite est chargée de ramener le sang veineux, *au centre*, à mesure que les coups de piston se manifestent; nous verrons plus tard en raison de quelle force.

Chez les ruminants la matière passe du rumen dans le *réseau*, lorsqu'elle est dûment diastasée, insalivée. Cet appareil, ainsi nommé parce que sa membrane muqueuse est rayée d'un réseau de plis, est situé sous le rumen et communique comme une espèce de faux-fond, avec le feuillet, au moyen d'une gouttière œsophagienne qui rattache le feuillet et le rumen l'un à l'autre.

Le troisième estomac, dénommé feuillet, plus grand que le réseau, est divisé en une multitude de compartiments, dans lesquels se tassent les matières en pleine transformation chimique, au sein des muqueuses mamelonnées actives, qui sont de véritables palettes à brasser, et qui sécrètent en même temps des sucs gastriques, acétiques et même acides (1), dont la combinaison avec les sucs alcalins finit par réduire la chlorophylle du cambium en fiel et les graines fourragères en amidon, en dextrine, en mucilage. De même que le gluten qu'elles contiennent en partie se modifie progressivement et se transforme en matière assimilable visqueuse, capable de se transformer plus tard en albumine, tandis que la dextrine et le mucilage se réduisent plus tard aussi en fibrine.

---

(1) Il est incontestable qu'après la décomposition du sel dont les animaux sont si friands, il se produit une bonne quantité d'acide chlorhydrique dans leurs appareils digestifs, capable d'accélérer la digestion.

Enfin, ces opérations complexes de chimifi-
cation se complètent dans le compartiment
spécial où s'accumule le ferment acétique par
excellence — la caillette — chargé d'acétifier
tout le chyme de la nutrition, toujours au
moyen d'une espèce de coction, lorsque le bol
alimentaire, exclusivement végétal des herbivores, y pénètre et y séjourne.

D'autre part, le bol alimentaire incomplètement saccharifié glisse dans l'intestin grêle au
travers du pylore à l'état de chyme, et ne passe
à l'état de chyle qu'après un nouvel apport de
ferments alcalins immergés dans le fiel et de ferments mixtes composant le suc pancréatique, à
la fois alcalin et acétique, dont l'origine ne peut
être recherchée non plus, que parmi les spores
microscopiques cryptogames et phanérogames
(ou diastase) charriées par l'air. Tous les ferments ont au surplus la faculté, attribuée uniquement à la diastase, de séparer, de sélectionner les liquides, propriété qui caractérise
surtout les ferments unicellulaires, origine de
la levure, qui entraîne avec elle les matières
étrangères souillant les moûts que ces ferments
actionnent, propriété que possède aussi la bile.

Nous avons dit plus haut que la saccharification stomacale du bol alimentaire était incomplète, malgré sa stase dans le double appareil
à brasser des herbivores, par la raison, que ce
phénomène important ne s'accomplit parfaitement que lorsqu'il se parachève à 60° R.
Chacun sait combien ce degré de chaleur est
facile à atteindre en brasserie et combien il est
important d'y arriver graduellement, si l'on

veut extraire de l'amidon que contient le malt, autant de sucre qu'il est possible d'en tirer. Aussi cette saccharification s'accomplit-elle à plusieurs reprises dans les appareils digestifs, ainsi que nous le verrons plus loin.

Il est incontestable, ainsi que nous le disons au cours de nos Précis de chimie organique, que ce sont également les *ferments aériens* attachés aux grains de malt, réduits en farine, qui déterminent la saccharification de cette farine hydratée.

Ces *ferments*, répétons-le, indistinctement compris sous le nom de moisissures en chimie proprement dite, ne remplissent donc pas du tout, à l'égard de la vie, le rôle nuisible que les chimistes en général et M. Pasteur en particulier leur attribuent.

De même que la levure de bière, qui en est issue, n'est pas la cause directe de la pourriture ou de la fermentation putride désassimilatrice, ainsi que le supposait Liebig, théorie que M. Pasteur a réfutée, il est vrai, sans pourtant se rendre compte de la véritable origine de ces corps générateurs et reproducteurs par excellence !

Cette recherche l'aurait amené à conclure : que la levure, ne pouvait et ne devait avoir pour origine que les ferments atmosphériques, s'il s'était livré à cette recherche importante au moyen de l'expérimentation rigoureuse, dont les conditions essentielles sont résumées ainsi par Bacon : Constater toutes les circonstances importantes qui caractérisent ou accompagnent un phénomène, en les supprimant toutes, les unes après les autres, jusqu'à ce qu'on arrive à celle dont la suppression entraîne aussi celle du fait lui-même, en un mot varier cette circonstance présumée cause, en notant les variations concomitantes de l'effet !

M. Pasteur n'avait-il pas prouvé, en effet, qu'en supprimant les poussières atmosphériques de l'air respirable, il supprimait en même temps que la manifestation de la vie au sein des liquides fermentescibles la transformation de l'oxygène de l'air en gaz carbonique, ainsi que le dégagement de chaleur et de vapeur d'eau qui caractérise toutes les fermentations ?

Il en est de même pour la dénomination de *germes*, que ce savant et les bactériologistes de son école s'obstinent à donner aux *ferments*, c'est-à-dire aux sporanges phanérogames ou cryptogames, lesquels corps, ne sont pas et ne peuvent pas être considérés comme étant des végétaux proprement dits (1), parce que dans tous les milieux où les *germes*, c'est-à-dire les embryons des végétaux sont incapables de se développer, les *ferments* prospèrent et se multiplient au contraire : soit à l'état de moisissures (dans ce cas ils filent des mycéliums sur lesquels ils se reproduisent), soit à l'état de mucorinées, soit enfin à l'état de ferments alcooliques, sans que l'on puisse comparer la reproduction mycélienne, à une véritable

(1) Le terme usité de oospores — ou graines œufs — appliqué aux ferments unicellulaires, dénommés champignons aériens, n'est pas justifié, parce que ces corps ne sont ni des végétaux ni des animaux, mais des ferments, c'est-à-dire des corps organisés se reproduisant physico-chimiquement et à l'état unicellulaire, surtout dans les liquides fermentescibles où le hasard des vents les transporte.

germination, c'est-à-dire au développement du germe contenu dans les graines.

On a toujours eu le tort en cryptogamie, selon notre faible appréciation du moins, de ne pas considérer comme de véritables *générations spontanées* les filaments de mycéliums dont les cellules sont larges de 0.005 à 0.008, qui prospèrent sur les racines des plantes herbacées, lesquelles cellules sont probablement aussi la véritable origine de tous les champignons de la grosse espèce, et notamment celle des agarics. Car on a eu beau rechercher sur les spores qui se voient à la surface des lamelles de ces champignons les organes de la génération sexuée, attribuée à ces êtres polymorphes, sans pouvoir en découvrir la trace, preuve certaine que ces spores ne sont pas ou ne constituent pas le système reproducteur des agarics.

Or, nous avons déduit de ce fait que les sporanges phanérogames et cryptogames, que l'air charrie en quantité, ne sont pas des germes proprement dits, puisque ces corps microscopiques, *n'ont pas de parents,* et sont doués d'une énergie vitale tellement considérable, qu'elle leur permet de se développer de partout où le vent les transporte et les dépose (avec le concours de la chaleur et de l'humidité).

Fait qui prouve *à priori* que les ferments ont la faculté de changer de forme et de nature, selon la nature même des liquides au sein desquels ils se reproduisent à l'état unicellulaire, ou selon celle des matières organiques semi-fluides, c'est-à-dire hydratées, sur lesquelles le hasard les dépose et sur lesquelles ils filent leur mycélium.

Citons un exemple de cette propriété que possèdent les ferments aériens à la fois génératrice reproductrice, ou destructrice.

Dans une couche d'orge en pleine évolution germinative on rencontre parfois, soit des grains cassés, soit des grains écrasés pendant l'encavage, c'est-à-dire des corps incapables de germer, parce que l'homogénéité de leur organisme en raison de laquelle ils seraient aptes à remplir la fonction vitale importante dénommée germination, est rompue. Or, comme nous savons que sans le concours des ferments *aériens* qui s'attachent à la base du grain où se trouve le *germe*, la germination de ces grains hydratés, mis en couche au germoir, ne serait pas possible, il faut bien admettre que ces corps remplissent à l'égard des grains indemnes un rôle vital de premier ordre, dès l'instant que le germe de ces grains se développe et se saccharifie à mesure qu'il passe à l'état de plumule. Mais à côté de ce processus reproducteur de premier ordre, il se passe en même temps au sein de la même couche un processus contraire, de désassimilation, non moins important. Car, les grains cassés, écrasés, dont la solution de continuité de leur corps ou de leur enveloppe est rompue, qui ne peuvent par conséquent pas respirer, sont attaqués par les ferments, passés à l'état de moisissures verdâtres, et finiraient par être complètement détruits par ces ferments aériens passés à l'état de moisissures, si on leur en laissait la latitude.

Nous ne pouvons pas donner un exemple plus concluant de la dualité du rôle que remplissent les *ferments aériens* à l'égard des corps vivants, dont ils entretiennent la vie, et à l'égard des corps désorganisés qu'ils sont chargés, par la nature, de détruire.

Il est donc incontestable aussi, que ce sont les *ferments*, uniquement les *ferments* et non les *ovules*, dont les *germes* sont dans l'air (de nature animale) qui attaquent les corps désorganisés, quelle que soit leur nature, animale ou végétale, et les détruisent, au moyen de la fermentation putride, dont les ferments aériens passés à l'état de moisissures sont la cause visible, incontestable, unique ! !

On nous accordera bien que de pareils faits, dont la valeur est si grande, ne peuvent être observés dans des laboratoires.

Mais ce qui confirme encore plus sûrement l'importance qu'il y aurait à observer les phénomènes naturels là où ils se produisent avec le plus d'intensité, c'est qu'il est possible de tirer encore un autre enseignement de la dualité du rôle, à la fois créateur et destructeur, que les ferments aériens remplissent à l'égard des corps vivants et des corps mutilés, selon le milieu où ils sont introduits. Enseignement qui tranchera une fois pour toutes les hypothèses émises à cet égard, depuis près d'un siècle, parce qu'il caractérise d'emblée le véritable rôle que les ferments aériens remplissent, lorsque l'air ambiant les dépose sur une plaie, une blessure, en un mot sur une solution de continuité de l'épiderme des êtres animés, qu'ils attaquent absolument comme ils attaquent les grains d'orge écrasés au germoir, sans pouvoir être considérés pour cela, comme des ferments exclusivement nuisibles.

Ils entretiennent, en effet, sur les bords de la plaie une espèce de vie, de respiration factices, une suppuration constante, qui peut devenir mortelle, si les liquides normaux de l'individu blessé, attaqué par les ferments aériens, étaient tant soit peu contaminés (1)...

Pour en revenir à la nutrition des herbivores et des ruminants, rappelons : que les graines fourragères sont absolument nécessaires à l'animalisation du chyle de ces animaux, en raison de la nature même de ces graines, lesquelles contiennent, non-seulement de la matière amylacée capable de se transformer en amidon au cours de la digestion compliquée de ces animaux, mais encore des matières grasses glutineuses tirées du sol. Car, la première (la matière amylacée) fournit à leur économie le sucre, la dextrine et les dernières (ou matières grasses) leur fournissent la glutine et les mucilages nécessaires à la constitution de leur sérum, dont l'albumine est la base. Quant à la saccharification définitive du bol alimentaire, elle s'achève définitivement aussi dans le foie, comme on sait, au moyen du chyle animalisé progressivement dans le duodénum, lorsqu'il est actionné par les ferments alcalins et acétiques (bilieux et pancréatiques), chargés d'élever la température de ce milieu, après une

(1) Théorie de la gangrène.

coction dont le degré normal est certainement
plus élevé que celui de la température normale attribuée au sang. Ce sont par conséquent les fines granulations contenues dans
le chyle qui sont l'origine des hématies et des
quelques leucocytes contenus dans le sang.
Granulations qui ne sont autres que les embryons des *ferments aériens* contenus dans la
diastase salivaire, puisque nous savons que
sans la présence de ces corps aucune fermentation n'est possible, ainsi que M. Pasteur l'a
démontré!

De même que la diastase salivaire est en
partie l'origine des leucocytes doués de mouvement ou non, lorsque la portion la plus fluide
du chyle se sépare du chyme, rejeté par l'estomac dans le duodénum, et subit la ponction
de ce liquide, à réaction acétique, au moyen
des villosites de l'intestin grêle, chargées de le
transporter dans le réseau lacté. C'est au sein
de ce réseau que se forme et se régénère alors
la lymphe, de même que le sang veineux se
régénère dans le foie.

Après son passage dans le réseau spléno-
hépatique, où le sang fermente absolument
comme il fermente en brasserie dans les fûts
ad hoc, processus au cours duquel les cellules
se reproduisent en quantités colossales, ce
liquide ensemencé, remonte vers le cœur, à
proximité duquel il reçoit un apport d'eau et
de lymphe régénérée, à réaction acétique, dont
le but est de modérer la fermentation énergique qui caractérise la fermentation alcoolique commencée dans le foie, incomplète en

partie, en raison de la quantité de gaz carbonique développée, dont le sang ne se débarrassera qu'à la surface des appareils respiratoires, lorsqu'il y sera refoulé par la section droite du cœur.

Cependant, cette jonction du principe acétique et du principe saccharin alcalin ou azoté sanguin, a encore un autre but : celui de contribuer à la dissolution constante et régulière des hématies, corps microscopiques constituant la réserve vitale chargée d'alimenter le sérum ou le plasma, dans lequel ces corpuscules discoïdes sont immergés, à raison de cinq milliards et plus, par millimètre cube. Le blastème, le plasma sont chargés en effet, d'entretenir les tissus élémentaires organiques dans toute leur intégrité, de partout où les capillaires sanguins se trouvent en présence des capillaires lymphatiques, c'est-à-dire dans tout l'organisme.

Preuve certaine que la vie résulte de la combinaison constante des deux principes reproducteurs et organisateurs par excellence : le principe alcalin, représenté par les algues, et le principe alcoolique acétique, représenté en partie, par les cellules mycéliennes terrestres.

Le rôle que les graines fourragères remplissent à l'égard de la nutrition animale, de même que le maïs, qui sert à l'engrais des ruminants, ainsi que l'avoine ou l'orge servant à celle des chevaux, est par conséquent le même aussi que remplissent : le froment transformé en pain, le riz cuit, le blé dur réduit en pâtes alimentaires, les graines légumineuses cuites, à l'égard de la nutrition des peuples cultivateurs, ainsi que nous le verrons plus loin. Et la preuve de ce que nous avançons, c'est que les chevaux, les bêtes à cornes et à laine que les Espagnols introduisirent jadis dans les Pampas ou terres d'alluvions récentes de l'Amérique du Sud, ne purent y subsister dès le début, parce que ces graines leur manquaient.

De sorte que leurs maîtres se virent contraints d'avoir recours aux fourrages, qui servent de nourriture à ces animaux, en Europe, depuis un temps immémorial, parce que les animaux transportés, se refusaient à brouter les rudes graminées dénommées — *paja brava* — connues des savants sous le nom de — *gynerium argenteum* — uniquement, parce qu'elles ne contiennent pas en quantité suffisante les matières ci-dessus dénommées, formant, nous le répétons, la base de la fibrine et de l'albumine, ainsi que celle du sucre et de l'alcool indispensables à la vie de tous les animaux en général et à celle de l'homme en particulier.

Ce ne fut donc, que lorsque les herbes cultivées, issues des graines fourragères importées, remplacèrent ces graminées sauvages au sein de ces vastes plaines, fertiles, en apparence seulement, lors de leur découverte, et qui ont pour limites, au sud, le détroit de Magellan, à l'ouest les Cordillières, que ces solitudes se peuplèrent de quantités incalculables de chevaux, de ruminants (plus tard de moutons), à la multiplication desquels cette contrée privilégiée doit sa principale richesse.

Cette multiplication prodigieuse, proverbiale, est évidemment due en partie à la
salubrité exceptionnelle du climat de ces solitudes immenses. Vastes plaines où les épidémies et les épizooties sont inconnues, précisément parce que les grandes agglomérations
d'hommes y sont rares! Ce qui prouve que les
amas de déjections humaines, dont les grandes
cités, comme Paris, Londres, etc., ne savent
que faire, sont en partie l'origine de toutes les
maladies épidémiques et endémiques, conta-
gieuses ou infectieuses, ravageant le vieux
monde.

Chacun sait que les grandes villes, généralement situées sur des grands cours d'eau, y
déversent en partie leurs déjections ; de sorte
que, pendant les années de sécheresse et de
chaleurs intenses, les ferments aériens sont
déposés à la surface des vases contaminées,
saturées elles-mêmes de diatomées, que les
fleuves et les rivières à cours lent déposent
sur leurs berges, submergées habituellement
en temps normal.

Or, comme nous savons que les ferments
diminuent de volume à mesure qu'ils passent
de l'état de corps organisés ou microorganismes, à l'état amorphe, et se mêlent pendant
la dessiccation aux poussières formant dépôt au
fond des réceptacles où la fermentation putride
s'est accompli, il doit en être de même pour
celle qui se passe dans ces cloaques, alternativement exposés aux radiations solaires et à
l'action de l'humidité. De sorte que les spores
putrides desséchées, sont reprises par les vents

avec les poussières qui les contiennent et sont réparties dans l'espace, ainsi que les miasmes nauséabonds, pestilentiels, qui s'en dégagent, après avoir diminué de volume, au point, que ces ferments toxiques n'ont peut-être qu'un dix-millième de millimètre de grandeur. Le meilleur microscope ne saurait par conséquent pas nous révéler leur présence dans l'air empesté dont ils font comme une partie intégrante, cet instrument grossirait-il un millier de fois !

Toutefois, les conditions climatologiques exceptionnelles des Pampas ne sont pas la cause unique de cette multiplication surprenante d'animaux, dont des millions et des millions d'individus paissent dans les prairies, où chaque estanciero, chaque serviteur de ces grands propriétaires fonciers, chaque Gaucho, chaque Indien même, possèdent au moins huit chevaux affectés à leur service personnel ; où des milliers de bœufs s'abattent journellement dans les saladeros, sans que pour cela, le nombre de ces animaux diminue sensiblement, tellement la fécondité proverbiale de ces animaux est grande...

Mais à quelle cause attribuer ce phénomène peut-être unique au monde ?

Ce problème ne saurait être défini qu'en raison de notre théorie de l'ensemencement universel des liquides normaux de tous les êtres vivants au moyen des poussières atmosphériques, uniquement capables de diffuser les dards solaires et d'engendrer la vie.

Nous avons, en effet, constaté précédemment que les mycéliums filamenteux qui se fixent

sur les racines des plantes herbacées (graminées, mercuriales, etc.), dont la présence
peut être constatée à l'œil nu sur le système
végétatif plus parfait de ces végétaux, par un
temps sec, pouvaient être considérés comme
étant les véritables *générations spontanées terrestres* issues, selon nous, des zoospores pluviales dont certaines eaux de pluie fécondées
sont les véhicules. Quoi qu'il en soit, nous pensons que les cellules qui les caractérisent sont
l'origine des spores cryptogames aériennes,
lesquelles remplissent, avec le concours des
algues microscopiques, le rôle important que
nous leur attribuons, en nous basant sur nos
propres observations et sur celle de Tyndall.
Ces mycéliums deviennent-ils plus tard fruc-
tifères, produisent-ils des spores dans les
régions sous-équatoriales surtout, comme les
traînées de mycéliums qui se rencontrent sous
l'écorce de certains arbres morts? C'est pro-
bable ! Car il est impossible de considérer
comme étant l'origine des véritables *spores
cryptogames aériennes* la poussière qui tombe du
chapeau des agarics, par exemple, contenant les
spores que l'on a prises, ainsi que nous l'avons
dit, pour le système reproducteur de ces champignons, lesquelles sont peut-être au contraire
simplement issues des spores aériennes que
l'air charrie? Question que nous soumettons à
l'appréciation des savants qui s'occupent spécialement de cryptogamie.

Pour notre compte, nous ne pouvons nous
en tenir que strictement au fait important
signalé, c'est-à-dire au rôle immense que

4

ces corps générateurs et reproducteurs remplissent à l'égard de la vie sur notre globe, lorsque les vents les entraînent avec les poussières atmosphériques après les avoir enlevés à leur système végétatif.

Cependant, quelles sont les contrées où les plantes herbacées, fourragères, croissent avec plus d'énergie que dans les Pampas (1)? Quelles sont par conséquent celles qui produisent plus de spores aériennes (conidies, spores nues, thèques ou sporanges) que ces vastes plaines, comparables comme aspect à l'immensité de l'Océan? Cellules mycéliennes ou spores que les animaux aspirent à pleins naseaux, en même temps qu'ils paissent en liberté. Enfin, comme nous savons, à part cela, que la République argentine est précisément située entre l'extrémité des deux prairies flottantes sous-équatoriales, dénommées *mers de Sargasse*, dont l'une recouvre une surface colossale de l'océan Pacifique et l'autre une surface non moins considérable de l'océan Atlantique sous équatorial, nous trouvons dans cette coïncidence l'explication de la vitalité, de la fécondité surprenantes qui nous occupent.

Par la raison, que les brises marines soufflant soit du nord-est, soit par-dessus les Andes (du nord-ouest) apportent dans ces régions une quantité colossale de ferments alcalins, de thèques et de sporanges, nés à la cime des amas d'algues microscopiques, que nous considérons comme étant l'origine de la vie sur

(1) Excepté pendant les chaleurs estivales en temps de sécheresse.

notre globe, puisque la géologie et la paléontologie nous apprennent que l'Océan primordial
en était recouvert.

Or, comme il faut bien que la vie ait une
origine ! Comme d'un côté, les sporanges
microscopiques des algues, qui naissent par
formation libre sur leur système végétatif ou
phycoma, sont les seuls corps organisés ayant
la faculté de se reproduire physico-chimiquement, lorsqu'ils sont immergés dans un
liquide fermentescible, de même que les
spores des champignons aériens, dont l'ensemble constitue l'origine de tous les ferments
terrestres, se reproduisent dans les mêmes
milieux. Comme, d'un autre côté, l'air charrie
des quantités colossales de ces corps, générateurs et reproducteurs par excellence lorsqu'ils pénètrent en nous, fait incontestable !
Comme, à part cela, les algues microscopiques
sont restées immutables depuis la création, il
est incontestable aussi, à moins d'être incapable de raisonner, que ce système reproducteur des mers colossales d'algues marines pri-
mordiales, a dû répandre la vie sur les continents, aussitôt qu'ils surgirent à la surface,
sous la poussée formidable des volcans sous-
marins ! Comme il est à supposer encore, que
le même système, unique origine des plantes
ou végétaux rudimentaires qui garnissent en
partie les littoraux des vastes mers et constituent l'ensemble des prairies flottantes sus et
sous-équatoriales, dont l'une, la plus connue,
celle qui arrêta les caravelles de Colomb, par
ses enchevêtrements filamenteux, ne mesure

pas moins de 40 millions de kilomètres carrés, continue à répandre la vie sur notre planète! N'est-il pas incontestable, aussi, que les algues microscopiques en général, fournissent à l'atmosphère terrestre entière, non-seulement une grande quantité de diatomées, mais des algues malacophycées, des algues à *spermatozoïdes*, dont le contenu granuleux des sporanges offre un noyau analogue au noyau vitellin du vitellus fécondé de l'ovule animal, duquel ces sporanges sont évidemment l'origine?..

Telle est la cause incontestable de la salubrité des Pampas de l'Amérique du Sud. Telle est la cause de la fécondité inouïe des animaux qui les habitent et qui les parcourent à l'état demi-sauvage, par millions d'individus! A part cela, il est encore possible de citer des faits tout aussi remarquables à l'appui de nos observations, faits qui prouveront d'une façon plus péremptoire encore, plus frappante, l'exactitude de nos déductions, en même temps qu'ils démontreront cette vérité : — que l'air pur, recherché par les citadins avec tant d'ardeur à des hauteurs plus ou moins considérables en escaladant les montagnes de la Suisse, des Pyrénées, du Tyrol, etc., — perd son action vivifiante à mesure qu'on s'élève vers des altitudes considérables.

N'est-il pas notoire, en effet, que l'Engadine, par exemple, se dépeuple (1)? Pourquoi cela?

(1) Il est loin de notre pensée de prétendre que l'air alpestre ne soit pas vivifiant, même à une altitude de 500 à 1,000 mètres, au-dessus de la mer, mais nous pensons que cette altitude ne doit pas être dépassée.

Est-ce en raison de la rigueur du climat ?
Nullement ! puisque dans des contrées tout
aussi froides, mais moins élevées, il existe des
familles nombreuses ! Il est donc à supposer
que ce phénomène est uniquement attribuable
à la pénurie des poussières atmosphériques,
charriées par l'air, dans ces hautes montagnes,
lesquelles poussières, avons-nous dit, sont
uniquement capables d'engendrer la vie au
moyen des corps générateurs et reproducteurs
par excellence, dont les poussières des Pampas
sont si abondamment pourvues. Il en est de
même pour le préjugé qui attribue aux habitants des hautes latitudes sous-équatoriales une
énergie vitale extraordinaire, alors qu'il n'en
est rien ! Car, de même que l'exubérance végé-
tative de la flore des montagnes diminue à
mesure qu'elle s'élève au-dessus du niveau de
la mer pour disparaître tout à fait à une certaine hauteur, de même l'homme s'anémie, se
débilite, en s'élevant à des altitudes variant
entre 2,500 et 4,000 mètres, comme Calamanca
en Bolivie 4,160 mètres, Potosi 4,600, Mexico
2,300 mètres (1) !

Jusqu'à ce jour les savants ont attribué ce
fait à la *raréfaction de l'air*, alors qu'il ne peut
être attribué qu'à la *raréfaction des poussières
atmosphériques* dans l'air, à ces altitudes élevées, comme nous venons de le dire.

Nous reviendrons au surplus sur cette question capitale, laquelle explique en même temps

(1) *Revue des Deux-Mondes*, XLVe année, tome huitième (1875),
page 955 et suivantes.

la fécondité des populations habitant les bords de la mer, comme en Chine, où cette puissance prolifique a été constatée sur les habitants des cités flottantes, mais qui a été attribuée jusqu'ici, presque exclusivement à la nutrition spéciale à ces riverains, laquelle se compose, en grande partie, de poissons, de riz, de confitures et de thé.

Il est donc incontestable que le Créateur ensemence l'atmosphère terrestre de ferments, dans le but d'entretenir la fermentation constante et latente des liquides normaux de tous les êtres vivants, puisque sans l'existence de ces corps ils seraient tous incapables de respirer!

DU MÉCANISME

DE LA

RESPIRATION ET DE LA CIRCULATION

Transmission de la chaleur solaire obscure aux corps vivants par les FERMENTS AÉRIENS.

———

Pour mieux faire ressortir l'importance des faits que nous signalons à l'égard de la véritable connaissance de l'origine de la vie, dont toutes les définitions sont erronées, parce qu'elles se sont limitées jusqu'à ce jour à des théories purement spéculatives, nous allons examiner maintenant le rôle exact que les ferments aériens remplissent à l'égard de la respiration des animaux supérieurs dont les merveilleux appareils constituent un mécanisme si parfait, que le plus habile des mécaniciens ne saurait l'imiter.

Cet ensemble d'appareils est intimement lié à l'ensemble des appareils de la nutrition. Son développement plus ou moins considérable indique en même temps une constitution plus ou moins énergique chez l'individu, en raison de la surface qu'elle offre à l'action des ferments aériens, uniquement chargés par la nature de décomposer l'oxygène de l'air respirable et de le renvoyer en gaz carbonique, ainsi que nous le savons.

Le principal facteur du système où ce processus se passe, pendant lequel il se produit de la chaleur du gaz carbonique et de la vapeur d'eau, se compose d'un appareil dénommé poumon, lequel communique avec l'air extérieur au moyen d'une véritable cheminée de ventilation aboutissant aux fosses nasales. Ces orifices, à part la double fonction, aspirante et refoulante, qu'ils facilitent, remplissent encore l'office de vérificateurs de l'air inhalé, de la qualité duquel le cerveau, siége de l'odorat, juge en dernier ressort. Indépendamment de cela, les fosses nasales, pourvues de cils, remplissent encore les fonctions d'un filtre ou d'un trieur, en ce sens, que ces cils retiennent au passage une grande partie des poussières organiques et inorganiques, dont l'ingérence trop considérable pourrait gêner outre mesure les fonctions naturelles de la respiration, par l'accumulation de ces matières si diverses.

Ces organes aboutissent au pharynx, espèce de vestibule musculo-membraneux, lequel communique également avec la bouche, le larynx, l'œsophage et les conduits gutturaux du tympan, mais qui appartiennent plutôt aux appareils de la digestion, ainsi que nous l'avons déjà examiné.

Le larynx est par contre l'appareil essentiel de la voix et de la respiration. C'est l'organe auquel sont annexés deux corps glanduleux dénommés — *thyroïdes* — dont les fonctions n'ont jamais pu être scientifiquement définies jusqu'à ce jour, mais dont l'importance est considérable. En effet, ces organes sont tout simplement des appareils de réception, de sélection et d'incubation, chargés de retenir les ferments aériens aussitôt après leur introduction dans les appareils respiratoires.

C'est au moyen des thyroïdes que la trachée et les bronches sont ensemencées régulièrement de corps grenus diversement colorés, dont les embryons servent en partie au renouvellement des hématies (1), entraînées ensuite avec le sang artériel et ramenées en partie dans le réseau spléno-hépatique, où elles se régénèrent au moyen de la partie du chyle de la nutrition, ainsi que nous l'avons déjà fait remarquer, et se séparent des ferments contenant de la chlorophylle, qui sont chargés de renouveler les granulations servant de base à la bile. Le phénomène de sélection que nous indiquons ici se produit également dans les moûts en fermentation, ce qui nous fait dire que tous les ferments ont la faculté de *séparer*, attribuée par Payen exclusivement à la diastase.

Il en est de même pour la glande pituitaire. Cette membrane muqueuse, très-organisée, tapisse les cavités osseuses du crâne et sert également aussi d'appareil récepteur, d'incu-

(1) Les *haematococcus pluvialis* ou *protococcus*, de la famille des algues *malacophycées*, comprennent un nombre considérable d'espèces microscopiques vivant ensemble ou séparément et qu'on trouve très-souvent dans les préparations microscopiques faites pour observer des objets d'une autre nature. (*Traité du microscope* de Ch. Robin, page 896.)

bation et de sélection, chargé de retenir au passage les ferments aériens de toutes les dimensions, lorsqu'ils pénètrent dans les fosses nasales, où les poussières, avons-nous dit, subissent un criblage et un filtrage préalables.

Ajoutons aussi que toutes les muqueuses tapissant les appareils respiratoires sont pourvues de cils, preuve incontestable de l'importance qui caractérise ce phénomène d'ensemencement, que nous pouvons très-bien comparer aux soins qui président habituellement, en brasserie, à l'épuration du levain !

Chaque fosse nasale présente deux ouvertures affectées à un usage différent. L'antérieure, bordée de deux lèvres mobiles, est chargée de faire communiquer les voies respiratoires avec l'air extérieur, que la postérieure au contraire est chargée de mettre en communication avec le pharynx !

De sorte que les *ferments* aériens sélectionnés, pénètrent à la fois d'une façon régulière et suivie au sein des voies respiratoires, jusqu'au fond des bronches; de même qu'ils pénètrent dans les voies digestives jusqu'au cardia. D'où il résulte que pendant la nutrition, le bol alimentaire, en passant par l'œsophage, est encore une fois fortement oxygéné, ensemencé !

Il est incontestable pourtant que certaines particules de poussières, lorsque l'air en charrie des quantités, surtout, ne sont pas absolument éliminées au moyen des cils garnissant les fosses nasales et les muqueuses dont les parois pharyngiennes et laryngiennes des appareils respiratoires sont, avons-nous dit, si richement pourvues. Il est donc certain aussi, que des quantités impondérables d'atomes calcaires, siliceux, et surtout des parcelles métalliques d'origine cosmique et de nature magnétique, pénètrent avec les ferments aériens jusque dans les profondeurs les plus reculées de nos appareils digestifs et respiratoires et deviennent ainsi, en partie, l'origine des dépôts calcaires et siliceux qui se forment dans la vessie. Il est à supposer aussi, que les parcelles de fer magnétique, d'origine cosmique, dont la présence constante dans l'air atmosphérique est scientifiquement constatée, contribuent, jusqu'à un certain point, à entretenir la couleur rutilante du sang. Quoique l'hémoglobine lui soit fournie par les protococcus, ou haematococcus que l'air charrie en quantités incalculables.

Le larynx forme en quelque sorte comme une espèce d'entonnoir attenant à la trachée, conduit flexible, qui se compose d'une succession d'anneaux cartilagineux, munis en arrière d'une membrane charnue qui en facilite le jeu.

Cet appareil traverse le cou, pénètre dans la poitrine et donne naissance aux bronches spécialement chargées de l'oxygénation pulmonaire, dont une des branches dessert le poumon droit et l'autre, d'un calibre plus petit, alimente le poumon gauche.

Ce double appareil remplit exactement le thorax, dont le développement, avons-nous fait remarquer, est un indice de force. Preuve certaine que la quantité d'air respirable transformée en gaz carbonique à l'intérieur et

à la surface interne des poumons, répond à la
quantité de vapeur d'eau développée à la
surface de chauffe d'une chaudière à vapeur,
dont la puissance adynamique ou la force positive est calculée, en raison même du développement de cette surface. Les poumons peuvent
donc être comparés à deux petites chaudières
à double enveloppe! car, à part le thorax, ils
sont encore enveloppés de membranes séreuses, dénommées plèvres (qui tapissent
l'intérieur de la poitrine et se replient à l'origine des bronches), comparables aux enve-
loppes chargées d'isoler la surface externe des
chaudières tubulaires, de l'air ambiant.

On le voit, les appareils digestifs ne sont pas
les seuls foyers que la nature ait chargés de
chauffer la locomobile verticale humaine, dans
lesquels nous avons vu se développer de la
chaleur et du gaz carbonique, pendant le cours
de la digestion. Les poumons eux-mêmes sont
des espèces de bouilleurs, au sein desquels la
chaleur interne est entretenue par une combustion lente, chargée de maintenir le liquide
sanguin à son degré calorique normal, même
lorsque les foyers principaux de la nutrition
ne sont pas alimentés, c'est-à-dire lorsque, pour
une cause quelconque, un jeûne volontaire ou
forcé, les hommes et les animaux ne se nourrissent pas..

Or, comme nous savons que ce sont les
ferments aériens, uniquement les ferments, que
la nature a chargés d'entretenir cette combustion secondaire et tertiaire, la transmission
de la chaleur solaire directe atténuée, enre-

gistrée par l'air atmosphérique saturé d'humidité, transformée en oxygène au moyen de
combustions météorologiques constantes, est
scientifiquement démontrée !

Ce sont également les ferments aériens qui
entretiennent la chaleur normale chez les
malades forcés de se priver d'aliments, chez les
jeûneurs, chez les léthargiques ! Ce qui prouve
que la nutrition n'est pas la cause tout à fait
unique de la chaleur qui nous anime, de
laquelle, au surplus, la diastase salivaire est
également le principal facteur. De même que
ce sont aussi les *ferments,* mais les ferments
putrides, qui déterminent la fermentation
tumultueuse et le surcroît différentiel de la
chaleur normale, ou — fièvre — base de toutes
les maladies.

A part cela, tous nos ganglions lymphatiques
et autres, sont le siége, ou le foyer, d'une fermentation minuscule, en raison de laquelle les
ferments aériens qu'ils retiennent s'incubent
et se multiplient dans ces appareils minuscules.
De là résulte la quantité prodigieuse de granulations qui servent (au sein de notre économie)
de réserves vitales, chargées d'entretenir nos
tissus, précisément pour nous rendre capables
de supporter les privations de nourriture, auxquelles les animaux en général et l'homme en
particulier sont parfois soumis, pour des rai-
sons indépendantes de leur volonté. Rappelons
aussi que le réseau spléno-hépatique est un
troisième foyer de combustion, non moins
considérable, où se développe également une
somme de chaleur importante, parce que le

ganglion hépatique, le foie, est le siége de la fermentation glycogénique-alcoolique, dont nous
avons signalé l'importance. Cependant, comme
finalement l'air respirable s'épuise dans cet
appareil après sa transformation en gaz carbonique, et que sans la présence de ce gaz les
ferments sont incapables de se développer, la
fermentation alcoolique normale faible, en
passant dans le cœur, ne redevient énergique
qu'après l'oxygénation, comme nous l'avons
expliqué déjà.

Constatons enfin, que si pendant le cours de
ce processus de premier ordre, il se développe
perpétuellement une quantité relativement
considérable de gaz dans le foie (car il n'existe
pas de fermentation sans dégagement de chaleur, de gaz et de vapeur d'eau); ce phénomène
nous permet de comparer le ganglion hépatique à un générateur, véritable producteur de
gaz carbonique, dont la rate représenterait le
bouilleur chargé de recevoir, d'enregistrer la
pression hépatique lorsqu'elle s'épanche. De
sorte que ces deux appareils sont les dyna-
mos de la mécanique animale, en raison de
laquelle, la petite circulation comprise dans
le réseau central hermétique artériel, dont le
cœur (véritable pompe aspirante et refoulante)
et les poumons font partie, acquiert la force
comprimée, expansive, impulsive, qui permet
à la locomobile animale de se mouvoir, au
moyen de l'échappement iso-chronique pulmonaire. C'est en raison de cette pression accu-
mulée dans la rate, toujours supérieure à celle
qui se dégage du foie (générateur ou organe

secréteur), que le sang régénéré est refoulé au travers des veines hépatiques, à mesure qu'il se forme. Il passe ensuite dans la partie droite de la pompe cardiaque, après avoir reçu l'apport de liquide lymphatique et d'eau dont nous avons expliqué le rôle, en raison duquel la lymphe, ne peut et ne doit pas être considérée comme du sang à l'état rudimentaire, mais comme un liquide dissolvant chargé de maintenir le liquide sanguin dans un état de fluidité normal, perpétuel, d'où résulte l'équilibre vital, ou la santé.

A la suite de l'irruption du sang dans le compartiment droit du cœur, les doubles clapets de cet appareil s'entr'ouvent, se referment, s'entr'ouvent derechef, etc., au moyen d'un double mouvement de dilatation et de contraction, d'où résulte l'échappement isochronique, assimilant cet appareil à la pompe aspirante et refoulante, dont le piston glisse dans le cylindre, en raison du même principe physique, mécanique, absolument comme le cœur glisse entre le péricarde et l'endocarde, à mesure que les valvules pulmonaires, véritables registres régulateurs, s'entr'ouvrent et se referment,

Faisons remarquer, par conséquent, qu'il nous est impossible d'accepter la théorie officielle de la *force initiale attribuée au cœur par Harmoy*, c'est-à-dire il y a près de trois siècles de cela, époque à laquelle les lois qui régissent la dynamique mécanique étaient encore inconnues. En effet, il est à supposer que la nature, toujours logique en ses concep·

tions, n'a pas manqué d'utiliser la force expansive du gaz comprimé, qui se dégage au sein de la moindre cellule de nos tissus, ainsi que Claude Bernard l'a constaté. Force minuscule dans son entité, dont l'ensemble contribue néanmoins à produire la force vitale, expansive, autonome, homogène, qui nous anime, absolument comme la force individuelle de l'homme détermine la somme de force colossale, expansive, d'une réunion d'individus composant une foule, dont les poussées formidables ressemblent aux poussées des flots, c'est-à-dire à celles d'un assemblage de molécules liquides obéissant aux lois de la pesanteur.

Par conséquent, la force initiale attribuée au cœur est un simple — mot.

Faisons remarquer encore, que la pression normale animale intérieure, dépasse de 1/5 environ, le degré normal de la pression atmosphérique extérieure, prise au niveau de la mer. Chacun connaît les accidents qui surviennent lorsqu'en s'élevant dans les nuages ou sur des hauteurs alpestres, la pression normale intérieure expansive, augmente d'intensité, en raison directe de la dépression atmosphérique ou diminution progressive de la force compressive élastique, qui empêche les corps non attachés au sol d'être projetés dans l'espace (1). Cette pression normale intérieure, dont les poumons sont les réceptacles en même temps

(1) Ce phénomène est plus particulièrement encore attribuable à l'attraction ou force centripète.

que les régulateurs, comprime surtout le cerveau (siége de la pensée) où se trouve le nœud vital découvert par Flourens, dont la section arrête les fonctions respiratoires et la vie (1). Formés d'une innombrable quantité de lobes distincts attachés le long des canaux aériens, les poumons offrent par conséquent une grande surface à l'action des *ferments aériens*; car, chaque lobe est constitué par un ensemble de vésicules groupées, dans lequel aboutit chaque fois un tuyau bronchique.

C'est sur les parois excessivement minces de ces groupes de vésicules (lesquelles communiquent toutes entre elles dans le même lobule) que se parachève l'ensemencement continuel du sang veineux, lorsqu'il est apporté par l'artère pulmonaire en sortant de la pompe cardiaque et qu'il s'étale molécule à molécule sur les parois internes pulmonaires, saturées de *ferments aériens*, lesquels, vu leur petitesse, pénètrent avec l'air (dont ils font comme une partie intégrante) dans le torrent sanguin. Ce liquide se débarrasse alors, en même temps du gaz carbonique non éliminé, provenant de la fermentation alcoolique hépatique incomplète, dont nous avons parlé plusieurs fois déjà.

Ce nouvel ensemencement, au moyen des ferments alcalins et alcooliques acétiques atmosphériques, détermine alors aussi, une nouvelle combustion plus énergique, en raison de

(1) La compression excessive du nœud vital, dont la section arrête la respiration, est, selon nous, la cause qui détermine la mort par asphyxie. Rétablir la fermentation normale dans le cerveau serait par conséquent le moyen le plus sûr de ranimer un asphyxié.

laquelle le sang régénéré, oxydé, se précipite dans la partie cardiaque gauche, à mesure que la dépression pulmonaire appelle un nouvel apport de sang veineux, d'où résulte une nou- velle pression, laquelle est suivie d'une autre dépression, résultant de la dilatation des val- vules pulmonaires et de l'échappement qui suit, lorsqu'en se refermant elles aspirent l'air, par un mouvement réflexe de résorption, suivi d'une nouvelle pression amenant une nouvelle dilatation, et ainsi de suite jusqu'à la dépression finale, avec laquelle s'échappe le dernier souffle !

C'est en raison de cette pression intérieure différentielle, supérieure de 1/5 d'atmosphère environ, que le sang artériel est projeté à deux mètres dans l'espace lorsqu'une artère est coupée. C'est également en raison de cette pression normale vitale, que le sang artériel se heurte aux capillaires, qu'il traverse, et que chaque globule sanguin s'allonge, en raison directe de son volume et de celui des capil- laires que ces globules traversent.

De cette pression minuscule, résulte ensuite un suintement constant de sérum et d'alcool au travers de l'enveloppe simple des vésicules capillaires perméables, lequel suintement dé- termine la reconstitution des tissus par le moyen du liquide lymphatique à réaction acé- tique, lorsque ce liquide s'extravase également au travers des vésicules capillaires qui lui sont propres, et se combine avec l'alcool et le sérum secrétés par le sang, constamment sou- mis à la fermentation alcoolique, stimulée par le principe alcalin, la bile.

— 67 —

Enfin, le sang artériel, épuisé par le suinte- ment susdit, privé d'une partie de son plasma séreux et de son alcool, est projeté dans le réseau veineux, dont la pression normale est presque nulle. Il revient ensuite vers son point de départ au moyen d'une ponction détermi- nant une élévation successive et progressive, déterminée elle-même, par la dépression pulmo- naire répercutée, suivie d'une pression et d'une nouvelle dépression de la partie cardiaque droite, laquelle remplit à cette occasion, les mêmes fonctions, qu'une pompe d'alimentation, chargée d'alimenter une chaudière à vapeur, remplit à l'égard de l'alimentation de cette chaudière.

Cette similitude est d'autant plus frappante, que les veines, à l'exception de celles qui desservent le réseau spléno-hépatique, sont munies de clapets, semblables aux clapets qui garnissent les tuyaux élévateurs, attachés au corps d'une pompe, dans le but d'empêcher le liquide, élevé à chaque coup de piston, de retomber au fond du puits. Nouvelle preuve que la mécanique inventée par les hommes n'est qu'une imitation intuitive et servile de la mécanique animale imaginée par le *divin constructeur* avant l'invention du mécanisme industriel.

A part cela, il existe encore une autre ana- logie entre les deux mécaniques, car il est à remarquer que les tempes et le pouls indiquent le degré de la pression intérieure de notre corps d'une manière aussi sûre qu'un mano- mètre. De même que le grand nerf sympa-

thique n'est autre qu'une courroie de com-
mande, recevant l'impulsion de la poulie
motrice — l'appareil cérébro-spinal — aboutissant lui-même à l'arbre de couche — la colonne
vertébrale — chargée en même temps de soutenir tout le système de la charpente de l'usine
animale, autrement dit de l'organisme. De ces
comparaisons nous pouvons déduire par conséquent : que l'organisme des animaux supérieurs, dont l'homme occupe l'échelon extrême
au sommet de la hiérarchie des êtres, comparable elle-même à la hiérarchie des mondes,
au sommet de laquelle resplendit le Créateur, est
non-seulement une distillerie, une fabrique de
produits chimiques, etc., mais encore une usine
mécanique marchant jour et nuit, au moyen
d'un automoteur à gaz comprimé et travaillant
constamment à sa propre alimentation.

DU NOEUD VITAL DE FLOURENS.

Jadis nous nous entretenions souvent des questions abstraites que nous traitons ici, avec un professeur de chimie, agrégé à la Faculté des sciences, qui faisait profession d'athéisme, en raison de l'aphorisme émis par Lavoisier : Que rien ne se crée, parce que rien ne se perd dans la nature.

Or, comme la chimie organique est une création constante et manifeste, à laquelle les quatre éléments aristotéliques prennent une part active et que la véritable nature de la chaleur n'est pas encore connue, nous pensons que l'opinion des nihilistes, athées ou matérialistes, est inadmissible ! Car si la Création consiste à faire de rien quelque chose de pondérable, de visible, en un mot si elle tire du néant un être capable de se nourrir, de se reproduire, de se mouvoir, de transformer l'air respirable en gaz carbonique, comme les ferments unicellulaires lorsqu'ils sont immergés dans un liquide fermentescible ! s'il est incontestable que ces êtres existent, puisque nous les voyons sous le microscope se reproduire au moyen de leurs embryons ! *la Création existe aussi.* C'est, en effet, en raison d'un phénomène purement physico-chimique, le seul qui ait été constaté, que la matière organique tirée du sol par les végétaux et réduite à l'état amorphe par l'ébullition, autre néant de la vie organique, est reconstituée molécule à molécule, ainsi que nous l'avons dit. Mais comme nous savons que, sans le concours de la chaleur solaire obscure, c'est-à-dire enregistrée par l'air atmosphérique et décomposée par les vapeurs d'eau, ce processus ne serait pas possible, il convient d'examiner de quelle nature exacte, réelle, est cette chaleur obscure, autrement dite séparée de la chaleur lumineuse, telle qu'elle nous arrive directement du soleil !

Cette chaleur obscure n'est autre chose que du carbone, ou chaleur négative enregistrée, c'est-à-dire résultant de la combinaison des molécules lumineuses positives solaires avec les molécules négatives de l'espace cosmique ! Combinaison perpétuelle, d'où résulte la chaleur telle qu'elle nous paraît venir directement de l'astre qui nous éclaire et dont l'intensité effective, n'est que le résultat du frottement de la lumière électrique, composant l'atmosphère lumineuse solaire, au cours du trajet vertigineux que les radiations de cet astre parcourent en quelques secondes au travers de l'éther cosmique, c'est-à-dire du néant, avant d'arriver jusqu'à nous !

Nous émettons cette hypothèse en nous basant :

1º Sur celle de Herschell, lequel supposait avec raison, pensons-nous, que les rayons de l'atmosphère électrique solaire, sont loin de posséder au départ, le degré de chaleur acquise à l'arrivée ;

2° Sur ce fait incontestable : que les aérolithes, ou fragments de planètes, ne possèdent pas non plus, au départ, le degré de chaleur que ces corps en ignition ont acquis au moment où ils tombent à la surface de notre globe. La surélévation de la température primitive de ces corps, est donc le résultat de la combinaison moléculaire qui se parachève dans l'espace.

De sorte que la chaleur solaire serait un composé de molécules électriques lumineuses échappées de l'atmosphère solaire (en raison d'un phénomène que nous expliquerons plus tard) et de molécules négatives ou magnétiques obscures, entraînées après leur combinaison, par frottement, avec les molécules positives, d'où résulte l'échauffement, qui caractérise aussi les aérolithes.

Mais comme nous savons que c'est précisément cette chaleur obscure négative qui sert à la constitution et à la reproduction des corps simples immergés dans un liquide fermentescible, exposé dans un vase clos, ou au sein d'un espace privé de rayons lumineux, c'est-à-dire *des ferments*, nous sommes autorisé à penser, que c'est précisément cette même chaleur obscure négative, échauffée elle aussi par frottement au cours de l'entraînement qu'elle subit, qui est l'origine purement chimique ou physico-chimique de cette genèse ! Nous sommes donc autorisé à penser que la *création est un fait !* dès l'instant que le Créateur utilise l'éther de l'espace ou le froid absolu, néant de la vie organique. Ou, si l'on veut esthétiquer sur les *mots*, s'il fait quelque chose de rien !

Raisonnement duquel il résulte encore, que la chaleur excessive, capable de réduire, par ébullition, la matière organique hydratée à l'état amorphe, est aussi bien le néant de la vie organique que le froid excessif. Parce qu'aucune fermentation ne peut se produire, soit lorsque le thermomètre descend au degré normal de la congélation de l'eau, soit lorsque la cohésion des matières organiques est détruite par la chaleur excessive poussée à 100°, c'est-à-dire à l'ébullition.

Enfin, comme nous savons positivement que les couches tertiaires dénommées, roches sédimentaires constituant le derme et l'épiderme multiple du globe, ne sont autres qu'un amas colossal de générations animales et végétales ramenées à l'état de matière inerte au moyen de la fermentation putride (rien de l'*ovule* dont le *germe* est dans l'air), nous sommes encore autorisé à penser : que le globe terrestre, dont l'accumulation des roches sédimentaires sur son enveloppe primordiale, composée de roches ignées, est indiscutable, serait incapable d'augmenter de volume au cours des siècles, sans l'existence de la création organique qui se parachève sous nos yeux. Phénomène visible en raison duquel nous pouvons déduire : que tout se crée à la surface de notre globe, lequel est lui-même le résultat d'une combinaison de molécules lumineuses, positives, électriques, cosmiques, refroidies, c'est-à-dire combinées avec les molécules négatives obscures, magnétiques, attractives de l'éther cosmique ou froid absolu, d'où résulta la cohésion des molécules solides et liquides de notre globe refroidi. Nous avons la preuve de ce phénomène aux pôles, centres magnétiques attractifs aplatis par contraction !

Cependant, l'idée créatrice et directrice conçue et mise en œuvre par le *Créateur*, le constructeur — le grand architecte de l'univers — est également commune à la création des astres, laquelle se parachève au sein de la matière lumineuse cosmique, ainsi que nous l'expliquerons plus tard, comme celle des ferments !

Constatons, en attendant, que les *ferments aériens* issus des *générations spontanées remplissent* à l'égard de la pensée humaine un rôle qu'il convient de préciser, rôle en raison duquel la découverte par Flourens et la description qu'il donne, des fonctions que remplit — le nœud vital — à l'égard de la vie, est mise en relief, ainsi que nous nous proposons de l'examiner.

En effet, si nous considérons que la glande pituitaire des vertébrés, corps dont la physiologie officielle ignore l'usage, est à la fois en communication directe avec le centre respiratoire et avec le point cervical central bulbeux, où ce savant place le *nœud vital* (lequel préside à tous les mouvements d'inspiration et d'expiration), il n'est pas douteux pour nous, que cette glande soit chargée d'alimenter (en partie du moins), notre appareil cérébral d'une quantité considérable de ferments aériens, au moyen de la tige pituitaire correspondante. Car, de même que les *ferments aériens* s'incubent et se multiplient au sein du liquide légèrement visqueux, secrété par les glandes salivaires, à plus forte raison ces organismes simples, inhalés, doivent s'incuber et se multiplier à la surface des muqueuses, convergeant au centre des appareils respiratoires et doivent pénétrer dans l'encéphale, au travers des cavités cervicales, où ils servent à la constitution de la partie grise amorphe du pulpe, destiné lui-même à reconstituer les cellules nerveuses, celles des lobes, usées par la pensée ! Par la raison que, sans un ensemencement perpétuel, la combustion lente qui actionne le liquide céphalo-rachidien, dans lequel le cerveau est immergé, ne saurait se produire d'une façon normale, de même que la production des cellules ne saurait avoir lieu.

Il est à supposer aussi, que les ferments aériens, transformés en granulations animalisées douées de mouvements ou non, après avoir pénétré dans le réseau lymphatique, dont le liquide est constamment oxydé au cours de la respiration périphérique épidermique, fournissent également une quantité considérable de granulations servant à l'entretien des lobes du cerveau. Par la raison, que dans tout liquide en fermentation, les ferments, avides d'air, s'élèvent à la surface. De sorte que le pulpe cervical, constamment alimenté de matière grise ou de granulations en formation, arrive à remplacer celles qui s'usent, lorsque l'appareil fonctionne, toujours au moyen de la fermentation constante à laquelle le liquide céphalorachidien est perpétuellement soumis.

Ce phénomène de rédintégration au moyen de nouvelles générations de ferments, engendre de nouvelles idées et maintient la pensée humaine toujours en éveil, parce que toujours usée elle est constamment alimentée, chez ceux surtout qui se livrent à un travail iutellectuel. Ce fait est parfaitement explicable par un autre fait analogue visible, qui se produit en pratique brassicole au cours de la fermentation alcoolique, en cuves, fait que nous invoquons, en nous appuyant sur le parallélisme qui existe entre la fermentation animale et la fermentation alcoolique des moûts de malt.

En effet, quelque temps après l'ensemencement du moût, il se forme à la surface du liquide ensemencé une légère couche d'un blanc laiteux, qui n'est autre que l'ensemble des jeunes cellules, que les cellules mères ont déversées avec leur contenu liquide, dans le moût, après l'incubation de la levure, dont la durée est subordonnée au degré calorique du liquide ensemencé.

Ces cellules, aussitôt après leur naissance au sein du moût, très-avides d'air, s'emparent donc des bulles d'air respirable que doit contenir tout moût convenablement oxygéné, lesquelles s'attachent aux jeunes cellules par capillarité, les soulèvent en raison de leur moindre densité et les transportent à la surface (1) ! Or, si l'on se rend compte que la composition chimique du moût de bière est à peu de chose près la même que celle du sang (ainsi que nous l'examinerons par la suite), liquides organiques dont l'origine est non-seulement commune, mais que les mêmes corps actionnent, c'est-à-dire *les ferments*, — les amas de cellules qui s'épanouissent ainsi à la surface d'une cuve à fermenter pendant la fermentation à air libre (telle qu'elle se pratique dans toutes les brasseries du monde), donnent une image assez exacte du processus organisateur qui se passe à la cime de notre économie liquide et bulbeuse cervicale (2).

En effet, pour un observateur, non imbu des théories conformes aux nouveaux programmes, que l'on enseigne malheureusement dans nos écoles supérieures, l'analogie est frappante entre ces deux phénomènes. Même couleur grise de la partie dénommée, *kræussen*, en technique brassicole lorsque la couche des jeunes cellules commence à se former à la surface du liquide en fermentation ! même production de lobes bulbeux ! même épanouissement pendant la période ascendante ; et même déchirement, même désorganisation finale, probable-

---

(1) S'il est incontestable que les ferments se reproduisent par bourgeonnement à la surface du moût de malt, il est certain aussi que les cellules mères immergées dans le moût doivent se reproduire au sein de ce liquide comme les cellules végétales dans le cambium, en déversant leur contenu liquide et granuleux dans ce moût.

(2) Il suffit de visiter une brasserie pour constater que la fermentation à vase clos est l'antithèse de la fermentation alcoolique normale, base de la chimie organique !

ment identique et comparable à celle qui se produit pendant la destruction partielle des cellules de l'encéphale au cours d'une méningite ! Fait que nous signalons à l'attention des anatomistes !

Nous concluons, par conséquent, de ces phénomènes, dont le parallélisme est si frappant, lorsqu'on les compare sans parti pris, que : sans l'ensemencement perpétuel de nos liquides normaux, les cellules de l'encéphale (où la pensée se concentre à la surface), seraient incapables de se constituer! Nous serions, par conséquent, incapables aussi, d'entreprendre, un mouvement spontané, ainsi que Flourens l'a démontré.

La pensée humaine est donc subordonnée elle-même, à ce phénomène vital de premier ordre de l'ensemencement de l'air, signalé par Tyndall, que les homogénistes se garderont bien de réfuter, eux qui ont prouvé aux hétérogénistes, avec raison cette fois, que la matière organique saccharifiée, hydratée, réduite à l'état amorphe par l'ébullition, et stérilisée dans un vase isolé de l'air — soi-disant nuisible — était incapable de se reproduire par elle-même ! Vérité d'où nous déduisons encore une fois cette autre vérité : que le Créateur ensemence non-seulement nos liquides normaux, de ferments, de monades, au moyen des courants atmosphériques, de même que les brasseurs et les distillateurs ensemencent les moûts, mais que ces corps générateurs et reproducteurs par excellence, sont encore chargés d'entretenir la chaleur vitale au sein de l'éco-

nomie normale liquide de tous les êtres
vivants ! Vérité de laquelle il résulte cette troisième vérité, plusieurs fois démontrée déjà :
que ce sont les *ferments* aériens, uniquement
les ferments, auxquels le Créateur confie le rôle
important de transmettre la chaleur solaire
directe, atténuée, transformée en oxygène à
tous les êtres, dont l'ensemble constitue les
deux grandes divisions de la nature organique,
par la raison qu'il n'existe pas de fermentation
sans un développement de chaleur, de gaz
carbonique et de vapeur d'eau. Les êtres
vivants sont par conséquent d'origine à la fois
cosmique et terrestre, et leurs générations
se succèdent, en raison d'une fécondation
sexuelle, dont certaines algues, dénommées
spermatozoïdes, communes à la reproduction
des organismes, quelle que soit leur nature,
sont les agents uniques !

Nous avons dit aussi que ces agents de la
fécondation, se fécondaient sur leurs filaments
par un processus de copulation purement *physico-chimique*, dont les rayons solaires, dardés
sur les vastes plaines liquides sont la cause
initiale. Nous soutenons par conséquent : que
les *zoospores pluviales* fécondées physico-chimiquement dans l'atmosphère et rejetées à la
surface des mers, sont l'unique origine des *générations spontanées*, autrement dit, du système
reproducteur des algues — les *algues microscopiques* ou ferments alcalins — corps simples
organisés, de nature et de forme immutables !

Par conséquent, si l'homme, dont le cerveau
est le siége de la pensée, de l'intelligence et

de la volonté, est capable de concevoir, de surprendre les secrets de la Création, il le doit à la parcelle de lumière solaire, enregistrée, atténuée au cours de ces phases diverses, mais dont le mouvement électro-magnétique initial est visiblement manifeste à l'intérieur des ferments unicellulaires dont le Créateur ensemence l'espace atmosphérique terrestre, comme il ensemence l'espace cosmique de corps organisés, reproducteurs et générateurs par excellence. *Les soleils et leur cortége planétaire !*

Mais comme les ferments (lorsqu'ils pénètrent dans notre économie liquide) déversent, au fur et à mesure qu'ils s'incubent, au sein de nos bouillons de culture leur contenu liquide et granuleux, c'est-à-dire leur protoplasma giratoire, ce mouvement initial qui caractérise le protoplasma lui-même est par conséquent la cause unique de la circulation de notre liquide normal, le sang ! de même que ce mouvement est l'unique origine du mouvement qui se manifeste au sein de tous les liquides fermentescibles, notamment au sein du moût des fruits, actionnés directement par les ferments aériens.

Enfin, comme au cours de ce processus il se dégage invariablement de la chaleur, du gaz carbonique et de la vapeur d'eau, soit au sein de nos bouillons de culture, soit au sein des moûts ou bouillons de culture artificiels, en fermentation : — la transmission de la chaleur solaire directe (enregistrée, atténuée par les vapeurs terrestres) à la nature organique est donc encore une fois démontrée ! — De sorte que la théorie officiellement enseignée attribuant au frottement moléculaire qui se produirait en nous, au cours de la circulation sanguine, est erronée ! De même que la théorie *thermo-dynamique* officielle n'est qu'un *mot!* Car nous avons démontré que la force expansive gazeuse comprimée, périodiquement éliminée par échappement, était la force unique en raison de laquelle nous avons la faculté de nous mouvoir. La compressibilité des gaz dans un espace clos, soumis à un échappement isochronique, est par conséquent aussi la loi unique régissant la dynamique universelle et le mouvement des astres !

Cette indiscutable vérité sera-t-elle acceptée par tous les physiciens modernes? Il est permis d'en douter ! Car il n'y a pas de pires ennemis du progrès que certains savants, dont les travaux reposent uniquement sur des théories préconçues, fausses la plupart du temps, en raison du peu d'avancement qu'ont subi les sciences naturelles, depuis que les phénomènes physiques ou physiologiques, basés sur la fermentation normale alcoolique, que nous développons ici, ont été si mal observés, si mal décrits par M. Pasteur. La chimie organique n'est-elle pas, en effet, tellement liée à la physique organique ou physiologie qu'il n'est pas possible de les séparer sans les détruire l'une et l'autre? Or, pas que nous sachions du moins, ni M. Pasteur, ni même Claude Bernard, n'ont entrevu le rôle immense que le développement continuel et latent de gaz carbonique résultant de la combustion constante et latente de nos liquides constamment ensemencés remplit à l'égard de la vie ! Rôle que nous examinerons plus longuement lorsque nous parlerons de l'embryogénie. Car il est non moins incontestable pour nous, que cette genèse organique s'accomplit également aussi, au moyen d'un processus intra-cellulaire, au cours duquel le gaz carbonique dégagé, dilate la cellule fécondée, origine de l'œuf humain, au fur et à mesure que l'effervescence de la combustion lente (laquelle est le résultat direct de la fécondation par les ferments alcalins mâles animalisés) (1) s'accentue. Absolument comme le processus minuscule qui se manifeste au sein du protoplasma de la cellule-mère des ferments alcooliques, dilate progressivement son enveloppe fibreuse, laquelle éclate et déverse son contenu liquide et granuleux dans le moût, au sein duquel cette genèse, purement physico-chimique, c'est-à-dire nullement due à la fécondation sexuelle, se parachève.

Il en est de même pour l'œuf humain contenant le fœtus, dont la cellule éclate, lorsque la somme de sa force de résistance plastique est inférieure à la somme de force expansive intra-cellulaire développée au cours de la fermentation qui préside à la reproduction de l'espèce animale, quelle qu'elle soit.

Or, si l'idée créatrice et directrice est la même pour ce qui est de la reproduction des embryons ou noyaux microscopiques, ce doit

(1) Les spermatozoïdes.

6

être également elle qui préside à la reproduction des corps célestes, dont les embryons
ou noyaux sont visibles au sein de la matière
cosmique, dans laquelle ces corps sont immergés. Phénomène qu'il nous sera, par ce
fait, possible de définir aussi, par analogie, en
raison de l'idée créatrice et directrice, commune non-seulement à l'universalité des êtres,
mais encore à l'universalité des globes célestes,
dont la dilatation des gaz et l'enkystement du
protoplasma giratoire cosmique des matières
en ignition au sein de la croûte primordiale
terrestre refroidie, est la base.

DES ERREURS DE M. PASTEUR

Et de l'influence qu'elles ont exercée sur l'avancement des sciences naturelles et de la médecine en particulier.

———

Nous avons rappelé par quels procédés, incompris d'eux-mêmes, M. Pasteur et les chimistes de son école s'imaginèrent et s'imaginent encore, avoir définitivement enterré la question tant controversée des *générations spontanées*, que nous exhumons plus vivace que jamais, après un silence de trente années, tellement il est vrai que tout arrive, et que la — vérité — surgit tôt ou tard, à la confusion de ceux qui l'ont méconnue et combattue, au moyen d'arguments qu'il était si facile d'invoquer en faveur même des théories qu'ils critiquaient.

Rappelons brièvement les faits :

Si M. Pasteur mérite effectivement le nom de grand initiateur de l'humanité que ses savants collègues se plurent à lui décerner, en raison de *l'introduction de sa méthode expérimentale rigoureuse dans l'étude des fermentations* qu'ils lui attribuèrent, il le doit à la mémorable séance au cours de laquelle M. Frémy s'était fait le porte-parole de la pléiade des savants, remarquables par leur savoir et leurs travaux, dont M. Ch. Robin était l'un des membres les plus distingués.

Nous avons déjà dit à l'aide de quel procédé

M. Pasteur imagina de prouver, ce qui est vrai, que la matière organique hydratée, saccharifiée, était incapable de se reproduire par elle-même, il est donc inutile d'y revenir.

Contentons-nous de nous demander simplement comment il a pu se faire que des savants de la valeur des biologistes, des naturalistes, des chimistes, dont les travaux, les écrits d'une exactitude rigoureuse, les observations géniales dépassent de beaucoup les œuvres de M. Pasteur, ne se soient pas doutés que l'hétérogenèse évidente qui s'accomplit sous l'objectif du microscope prenait son origine ailleurs, c'est-à-dire dans l'espace atmosphérique, alors qu'ils savaient que l'air charrie des quantités colossales de corps reproducteurs et générateurs par excellence qui pénètrent en nous.

Mais voilà !

Cette terrible expérimentation rigoureuse interdit, aux micrographes surtout, d'avancer une idée, c'est-à-dire de faire un pas en avant, de crainte d'être taxés de présomption.

Or, si les connaissances déjà si vastes des hétérogénistes s'étaient étendues jusqu'à celle des lois qui régissent les *fermentations*, ils auraient évidemment découvert, que l'ingérence des ferments aériens dans l'économie liquide des végétaux et des animaux, nettement définie par M. Pouchet, devait être la véritable cause des phénomènes organisateurs de premier ordre, dont l'évidence ne pouvait échapper qu'à un chimiste, c'est-à-dire à un savant auquel les connaissances histologiques et physiologiques sont étrangères.

L'idée féconde, la raison pure et la logique, les seuls facteurs qui soient capables de faire avancer les sciences naturelles, sont-elles donc absolument incompatibles avec ce terrible rigorisme dont, à notre avis, les praticiens de l'expérimentation pure abusent, un peu trop, au point de vue du progrès?

Et la preuve — c'est que, si les hétérogénistes avaient eu l'idée d'attribuer aux *ferments aériens* cette hétérogenèse si malmenée par leurs adversaires scientifiques, M. Pasteur et toute son école étaient battus à plate couture, non-seulement malgré l'expérimentation, soi-disant concluante, qui sembla terminer le débat en interdisant toute controverse ultérieure, mais en raison même de cette expérimentation.

Nous démontrons, en effet, que ce jugement n'était pas sans appel, et ceci, non au moyen d'une expérimentation, quoique nous fussions à même d'en produire une concluante, mais simplement au moyen de la logique!

En dehors de cela, ce qui prouve encore une fois — *à priori* — que l'erreur peut paraître vraisemblable parfois, de même que le rigorisme absolu est parfois hypothétique aussi, c'est que l'une et l'autre école s'imaginèrent avoir démontré, rigoureusement, la première: l'hétérogenèse, la seconde, la reproduction des corps homogènes, au moyen d'une assimilation, purement chimique, alors que l'une et l'autre, avaient raison en partie, et avaient tort!

Citons d'autres exemples à l'appui de nos critiques!

Les physiologistes en général, et Claude Bernard lui-même, n'admettent-ils donc pas également, comme ayant été rigoureusement prouvée, cette hérésie mécanique, dénommée *la force initiale*, attribuée au cœur par Harwey, à laquelle nous avons déjà fait allusion à plusieurs reprises ?

Sur quoi se base donc cette preuve rigoureuse ? Simplement sur ce fait, que le cœur continue à se contracter pendant un laps de temps indéterminé, après avoir été violemment arraché ?

A ceci nous répondrons simplement : qu'une anguille, un batracien, un ver de terre, possèdent la même faculté initiale, ou soi-disant telle, de se tordre, de se contracter après la section de leur corps, sans que pour cela il soit possible d'attribuer ce phénomène à une autre cause qu'à l'action qu'exerce la combinaison constante du principe alcalin et du principe acétique (c'est-à-dire les ferments normaux), sur la moindre cellule des tissus, action à laquelle on peut encore attribuer une cause électro-magnétique, plus spéciale, à un sujet sectionné qu'à un autre.

Un tronçon d'anguille, qui saute hors de la poêle à frire, une heure après la section, offre un exemple de contraction aussi peu concluant que celui de la force initiale attribuée au cœur, remarqué sur ce viscère, lorsqu'après avoir été violemment arraché, il se tord au sein du foyer incandescent dans lequel il a été projeté par la main de l'exécuteur des hautes-œuvres (1).

---

(1) Les fibres des mollusques, des annélides prises sur ces animaux vivants, placées dans une sérosité, bien qu'isolées, s'y contractent encore assez longtemps sous les yeux de l'observateur. (Ch. Robin, *Traité du microscope*, page 601.)

Il en est de même pour ce qui concerne le rigorisme de la fameuse expérimentation de Paul Bert, qui valut à ce savant le prix bisannuel de M. le docteur Lacaze, au cours de laquelle ce savant n'a oublié qu'une chose, quoiqu'elle venait d'être précisément signalée par Tyndall : que l'air privé des poussières atmosphériques était incapable d'engendrer la vie, par conséquent de l'entretenir !

Par conséquent encore, toutes les expérimentations de ce genre, c'est-à-dire les expériences physiologiques ou physiques ayant trait à la respiration ou à la décomposition directe de l'air par les êtres vivants, sont à refaire, parce qu'elles *sont rigoureusement inexactes*. Car, si réellement l'oxygène entretenait la respiration, comme l'affirme Lavoisier, sans le concours des ferments aériens, l'oiseau que Paul Bert introduisit dans un espace clos rempli d'oxygène pur, aurait dû se porter — qu'on nous pardonne l'expression, — comme un coq en pâte, alors qu'il mourut asphyxié ! Preuve certaine qu'il existe cette différence entre la respiration des êtres vivants et la combustion lumineuse d'un corps de nature organique inerte inflammable : qu'une bougie se consumera d'autant plus vite au sein d'un espace clos, que la présence d'une quantité d'oxygène sera plus considérable, alors qu'un être vivant mourra aussitôt que les ferments contenus dans l'air respirable lui manqueront. Ainsi, M. Tissandier a survécu à MM. Crocé Spinelli et Sivel, non parce qu'il a aspiré le peu d'oxygène pur contenu dans les ballons de M. Paul Bert, mais bien parce qu'il était plus vigoureusement constitué que ses malheureux compagnons!

De même qu'un homme vigoureux, celui dont la combustion lente est à son degré normal le plus bas, c'est-à-dire dont le pouls n'accusera que 65 pulsations à la minute, aura plus de ressort, c'est-à-dire offrira plus de résistance qu'un individu dont le pouls moins régulier, moins lent, battra 75 pulsations à la minute, alors que l'un et l'autre escaladeront en même temps une montagne, comme le Mont-Blanc, par exemple, dont l'ascension est à la mode, depuis la mémorable ascension de MM. de Saussure, Paccard et du fameux Balmat.

Par la raison que l'économie de l'homme vigoureux supportera facilement un écart de 40 pulsations, c'est-à-dire un maximum de 105 pulsations, sans que l'individu en soit par trop incommodé, alors que le liquide sanguin de celui dont la combustion sanguine est moins lente, plus irrégulière, ne pourra supporter un écart différentiel de 25 à 30 pulsations, sans s'extravaser.

La combustion lente est par conséquent un indice certain de vigueur, tandis que la combustion accélérée indique un état de faiblesse relative, qui ne fait que s'accroître à mesure que les pulsations s'accélèrent.

Ce phénomène peut parfaitement se démontrer :

Il suffit d'introduire dans un ballon une quantité de fiel ou de bile, en y laissant un vide, et d'y introduire ensuite une certaine quantité moindre d'acide acétique ou acide faible, à défaut de liquide lymphatique à réaction acétique, et l'on aura l'image fidèle de la combustion lente qui se passe en nous, lorsque le torrent lymphatique se combine avec le torrent alcalin azoté sanguin, aussitôt après sa sortie du foie, avant qu'il pénètre dans la partie droite du cœur. En effet, dès que le contact aura lieu, il se formera une quantité de fausses cellules à la surface, lesquelles éclateront avec une lenteur et une régularité remarquables, à mesure que le liquide acétique faible se combinera avec le principe minéral alcalin basique, en même temps qu'il se développera du gaz carbonique de la vapeur d'eau et un surcroît imperceptible de chaleur, si l'on a le soin de maintenir la combinaison à un degré de chaleur connexe à celui qui nous anime. Pour obtenir, par contre, l'image de la fermentation accélérée, il suffira d'augmenter le degré d'acidité du liquide acétique. Dans ce cas, le phénomène chimique s'accentuera, par suite de la transformation plus rapide en gaz, de la combinaison des deux principes, alcalin et acide, ou, si l'on veut, de la combustion accélérée, qui est aussi l'image de ce qui se passe chez un individu dont la lymphe altérée passe à l'état toxique relatif, ou acide fort.

C'est le cas d'un phthisique, d'un cachexique ; c'est, en un mot, l'image de la consomption. Le malade brûle littéralement avec un dégagement de chaleur anormale, et une accélération fébrile du pouls, faible et saccadé.

C'est aussi ce qui arrive lorsqu'au moyen d'une dépression extérieure, la pression intérieure d'un faible augmente et met le principe alcalin et le principe acide d'un individu faible en un contact plus intime, parce que le suintement des capillaires sanguins et des capillaires lymphatiques est plus considérable, lorsque la pression intérieure augmente en raison directe de la dépression atmosphérique extérieure.

Telle est la définition du mal, dit de montagne, auquel les personnes faibles sont plus particulièrement exposées.

Et ce malaise s'accentue, d'autant plus que l'air atmosphérique est moins saturé de ferments et par le fait moins capable d'entretenir, en même temps que la fermentation constante des liquides normaux, la chaleur vitale normale qui se développe au cours de ce processus de premier ordre, avec lequel la force initiale, attribuée au cœur, n'a rien de commun.

Voici pourquoi beaucoup de phénomènes physiologiques, qui passent pour avoir été rigoureusement démontrés, ne le sont pas en réalité.

On le voit, tous ces phénomènes physiologiques restés encore à l'état d'hypothèse jusqu'à ce jour, s'expliquent naturellement et scientifiquement par la fermentation animale, tellement il est vrai que la découverte d'une vérité en fait découvrir une autre, et ainsi de suite. On pourra donc se persuader aussi de l'importance qui consiste à connaître enfin la véritable physiologie !

De même que l'on se rendra compte comment d'erreurs en erreurs, M Pasteur est arrivé à s'égarer dans le dédalo inextricable où il a entraîné à sa suite une bonne partie du monde savant !

Il convient d'examiner maintenant au moyen de quels raisonnements M. Pasteur imagina sa méthode étonnante de la culture d'atténuation des vibrions, en raison de laquelle il prétendait arriver à dresser des microorganismes évidemment inconscients pour combattre des microorganismes de la même nature, mais non élevés dans ses ballons, animalcules non éduqués, c'est-à-dire directement nés du fameux ovule dont le germe serait dans l'air, aussitôt après leur éclosion dans nos liquides économiques.

C'est à M. Chevreul que l'on doit la découverte du fait physiologique en raison duquel les infusoires, les rotifères, sont capables de résister à une température dépassant celle de l'eau bouillante après des enkystements successifs, alors qu'ils sont détruits au moyen d'une eau chauffée à 70°, lorsqu'après leur naissance on les soumet à cette épreuve.

Ces animaux habitent surtout les mousses microscopiques qui garnissent les couvertures en tuiles des toits de nos habitations. C'est à Spallanzani, le compatriote et le contemporain de Volta, que l'on doit la découverte de ces — microbes — dont il parvint à ressusciter un grand nombre, enkystés dans certaines poussières, depuis plus de trente années. On sait que ces animaux s'enkystent ou s'entourent d'une coque siliceuse au sein d'un liquide infinitésimal, en prévision d'une sécheresse excessive et prolongée.

M. Pasteur en se basant sur cette découverte de M. Chevreul conçut l'idée de cultiver des infusoires et de les exposer ensuite à une dessiccation prolongée dans le bulbe cervical de lapins, de cobayes et de chiens, dans l'espoir que ces animalcules, ainsi traités, offriraient une force de résistance, acquerraient une énergie plus considérable et détruiraient les animaux de la même espèce, nés des ovules aériens, après leur introduction dans l'économie humaine. C'est en raison de ce puissant raisonnement que des hécatombes de lapins se sont succédé depuis plus de vingt-cinq ans, sans que les vibrions apprivoisés se soient décidés à remplir ce rôle. Nous avons appris récemment, qu'en désespoir de cause, un des professeurs de bactériologie de l'Institut Pasteur, se berçait de l'espoir que des cellules de levure — pure cette fois — c'est-à-dire unicellulaires, avaleraient et digéreraient le bacille de la phthisie. Il est vrai que nous avions quelques semaines auparavant envoyé une brochure à l'Académie des sciences, dans laquelle nous développions quelques-unes de nos idées (1).

Et tout cela se pratique sérieusement à l'Institut Pasteur, dont le fondateur aurait établi si rigoureusement les véritables lois qui régissent les fermentations, selon certains chimistes, qui ajoutent une foi aveugle à de pareilles spéculations.

(1) Le 5 novembre 1893.

Nous avons déjà dit que nous avions cherché à intéresser un *alter ego* de M. Pasteur à nos découvertes. Mais comme nos théories — rigoureusement scientifiques — étaient et sont toujours en contradiction directe avec celles qui constituent le principal menu scientifique de M. Pasteur et qui sont si sommairement développées dans le *Manuel de chimie* de M. Troost, de l'Institut, nous nous sommes naturellement heurté contre une hostilité superbe et dédaigneuse.

Nous avons donc renoncé à éclairer des dogmatiseurs incapables d'apprécier la sincérité, la vérité, sans l'affirmation de laquelle, aucune découverte n'est possible en sciences ; des savants qui se bouchent les oreilles pour ne pas entendre, qui ferment les yeux pour ne pas voir, qui, de crainte d'être obligés de se déjuger, se retranchent derrière leur vanité et qui font autour du sanctuaire de la science, dont ils sont les gardiens momentanés, la *conspiration du silence*. Cet ostracisme du *vrai*, cette apparence de rigorisme dans l'étude des sciences naturelles, attribuée à M. Pasteur, dont nous pensons avoir fait justice, est donc en réalité la seule cause, l'origine incontestable de la période d'ignorance actuelle, en raison de laquelle on dépeuple la France, non avec l'inoculation puérile de quelques infusoires, qui ne peuvent, au surplus, que prospérer dans l'économie après leur introduction, mais au moyen d'antiseptiques incapables d'atteindre les microorganismes de nature animale, sans détruire à la fois aussi, les liquides organiques au sein desquels ils prospèrent. Il ne faut donc pas s'y tromper! tant que les théories subversives du chef de l'antiseptie ne seront pas mises de côté, pour faire place à celles qui sont conformes à la pratique — à la vérité, — les savants qui s'occupent de sciences naturelles, en seront toujours réduits aux hypothèses à l'égard d'un grand nombre de faits naturels, simples en eux-mêmes, mais absolument inexplicables au moyen des théories conformes aux nouveaux programmes que nous critiquons. Qu'y a-t-il d'étonnant à cela? M. Pasteur n'entend rien aux fermentations qu'il n'a jamais pratiquées que dans son laboratoire. Il est donc absolument et seul responsable de l'empoisonnement général des sociétés modernes!

Car c'est sur la foi de sa compétence en chimie organique que M. Dumas a inauguré avec lui, l'ère expérimentale qui dure encore; il est donc responsable de la mort des malheureux malades des hôpitaux qui se sont soumis, volontairement ou sans consentement préalable, à ses tâtonnements et qu'il a, par le fait, littéralement empoisonnés!

L'estomac et l'intestin grêle des humains, pas plus que ceux des animaux, ne sont, en effet, des cornues capables de résister à des combinaisons chimiques, telles qu'elles se font dans les laboratoires! Ce point capital paraît n'avoir jamais préoccupé les antiseptistes au cours de leurs conceptions! Il est vrai que MM. Pasteur et Dumas, excellents chimistes, cela ne fait pas de doute, n'étaient que chi-

mistes, et ne pouvaient se rendre compte que
nos organes digestifs, si délicats, sont le siége
de combinaisons purement organiques, assez
complexes, dont ils ignoraient le premier mot!
Ces combinaisons, base de la chimie organique,
sont : la saccharification des aliments dans
nos organes digestifs au moyen de la diastase
salivaire qui en est le point de départ; donc
l'entretien de la fermentation alcoolique acétique normale, doit être l'unique objectif du
praticien. Parce qu'il est hors de doute, pour
nous du moins, que sans sucre et sans alcool,
l'économie d'un malade, d'un convalescent ne
saurait se refaire! Et comment les malades
peuvent-ils se ressaisir si, par des antiseptiques,
autrement dit des antiferments, vous enrayez à
tout instant ce processus de premier ordre —
qu'on dénomme digestion — c'est-à-dire fermentation, décomposition, transformation et
finalement assimilation, après la séparation des
sucs nutritifs d'avec les matières non assimilables! Soyez donc logiques, Messieurs les
antiseptistes! Vous vous imaginez en vain
réconforter un malade après l'avoir intoxiqué
pendant la période de traitement, d'empoisonnement, que vous lui faites subir, en lui faisant
administrer des bouillons concentrés, des jus
de viande, etc. Détrompez-vous! ces bouillons,
peu riches en matières saccharines et par cela
même très-putrescibles, ne fournissent que peu
d'alcool et partant, peu de gaz carbonique à
l'économie. Donc, loin de fortifier, ces matières
ne peuvent que contribuer à augmenter l'intensité du processus putride, chez un typhique

par exemple! Il est notoire, en effet, que le bouillon de viande, exposé à une température tangeante à celle de notre économie, passe rapidement de la fermentation saccharine faible, à la fermentation acétique forte et finalement putride! Il en est de même pour l'urine, dont la décomposition est naturellement plus rapide encore. C'est donc mettre de l'huile sur le feu que de nourrir un malade, quel que soit son genre de maladie, avec des extraits de viande! Il ne viendrait, en réalité, à l'esprit de personne de se réconforter exclusivement avec le fameux extrait Liebig, lequel, selon les calculs hypothétiques de ce chimiste, devait faire merveille, alors qu'il ne sert en somme qu'à colorer les mauvais potages d'une apparence trompeuse, en raison de sa qualité nullement fortifiante!

Que les praticiens se mettent donc dans l'idée, qu'ils s'imprègnent profondément de cette vérité: que le sucre et l'alcool, si nécessaires à l'existence des êtres animés, doivent se fabriquer au sein de la distillerie animale, parce qu'il en résulte un développement normal de gaz carbonique, développement qui se manifeste jusque dans la moindre cellule élémentaire de nos tissus, d'où résulte la seule et unique force expansive naturelle qui nous anime — la dilatation constante et latente de nos organes et de notre organisme — laquelle production de gaz, est soumise à la fabrication constante des deux principes vitaux précités, extraits des matières amylacées, des grains et des graminées végétales!

Néanmoins, si Liebig s'est aussi singulièrement trompé, lorsqu'il s'imaginait, en même temps que — fortifier — l'économie des hommes, utiliser les viandes des saladeros ; si, dans le même ordre d'idées, d'autres chimistes ont rêvé d'antiseptiser ces viandes elles-mêmes, dans le but de les transporter en Europe — pures et fraîches — toujours d'après les procédés du chef de l'école antiseptique, dont le nom sert de réclame et de mot de passe à tous les poisons, parmi lesquels le salicylate de soude est le plus redoutable, les conséquences qu'ont entraînées à leur suite les erreurs de M. Pasteur, sont autrement sérieuses que celles de Liebig.

Qu'un brasseur ajoute quelques centigrammes ou quelques milligrammes d'antiseptiques à sa bière, après l'accomplissement de la fermentation normale, pour empêcher une troisième fermentation de ce liquide chez le débitant, lorsque son produit est mis en contact avec la pression d'air atmosphérique, souillé de poussières hétérogènes et de ferments aériens, cela se conçoit au besoin ! Parce que le brasseur sait qu'il enraye la fermentation d'un liquide qui ne doit plus *fermenter!* Mais qu'un antiseptiste, un médecin — inonde l'estomac d'un goutteux, d'un rhumatisant, comme cela se pratique au moyen de cet antiferment de premier ordre, sans se douter qu'il paralyse avant tout le processus le plus considérable de la vie — la digestion — cela dépasse les bornes de la logique et du sens commun. Enfin, ce qui peut se concevoir moins encore, c'est que le brasseur convaincu d'avoir salicylaté ses bières, devienne immédiatement passible des

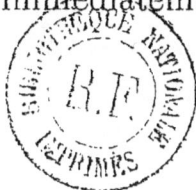

7

lois, alors que le praticien est libre d'attaquer
directement les sources de la vie comme bon
lui semble, sans qu'une loi spéciale puisse
l'atteindre, en cas d'accident, et sauvegarder le
malade assez imprudent pour se soumettre à
un traitement que rien — absolument rien —
ne justifie! En quoi l'empoisonnement par le
premier fait diffère-t-il du second? Et puis les
appareils digestifs d'un malade ne méritent-ils
pas d'être ménagés autant et plus encore que
ceux d'un homme robuste et bien portant?

Mais, quel sera le législateur autorisé qui
osera prendre l'initiative et proscrire définitivement cette médecine homicide; laquelle, de
l'aveu même de ceux qui la pratiquent, *tue les
malades* et que d'autres trop imbus des belles
théories de M. Pasteur administrent cependant
avec une crânerie contre laquelle l'honnête Raspail n'a cessé de protester depuis
près d'un demi-siècle, c'est-à-dire depuis la
méthode du fameux Orfila, le véritable précur-
seur de M. Pasteur et de l'antiseptie, de même
que Raspail est le véritable auteur — du
microbe. Mais, plus humain, plus respectueux
de la vie des autres, moins crâne, il préconisait
l'usage du camphre et fulminait contre les
poisons officiels fabriqués de partout dans nos
écoles de pharmacie, dont la nomenclature eût
effrayé le tribunal ou la chambre ardente qui
jugea et condamna les deux Locustes modernes,
la Voisin et la Brinvilliers, initiées par Sainte-
Croix à la préparation de poisons, dont quel-
ques-uns sont même entrés dans la thérapeutique moderne, à titre de spécifiques.

Mais encore, à part l'empoisonnement légal,

officiellement toléré, que dire d'une médecine qui met entre les mains d'un tiers des toxiques, au moyen d'une simple consulte, accordant d'avance à certains individus, à des marâtres, à des mégères comme celle qui vient d'être condamnée récemment à Bruxelles, une complète immunité, lorsque leurs forfaits se perpètrent à l'ombre de l'alcôve familiale !? Nous avons assisté par hasard à un drame intime, un empoisonnement légal de ce genre, d'un mari par sa femme, au moyen *du bromure de potassium*, dont l'action dissolvante s'exerce plus particulièrement sur le cerveau. Le mari, d'un tempérament robuste, résista pendant assez longtemps à l'action de ce toxique dissolvant (qu'un enragé partisan de l'antiseptie avait eu l'idée géniale de faire administrer à ce malheureux pour un simple malaise), lequel perdit la mémoire et finit par succomber, littéralement idiot. Le médecin, lui, suivait ces diverses phases avec intérêt, sans se douter le moins du monde que ce cas pathogène spécial, était l'évolution naturelle, suite de l'intoxidation, dont le but était évidemment — de tuer le microbe. — Quant à l'empoisonneuse autorisée, à laquelle nous expliquions la responsabilité morale qui lui incombait, elle répondait invariablement : C'est l'ordonnance du médecin ! Que répliquer à cet argument péremptoire ? — Rien !

Que dire enfin de l'anarchie actuelle, résultant de l'introduction de la méthode conforme aux nouveaux programmes, lorsqu'on a vu des intelligences transcendantes, comme Claude

Bernard lui-même, préconiser l'emploi du curare, de l'aconitine, de l'upas-antiar, etc. ? Et quelle valeur réellement scientifique accorder à la physiologie officielle, dont ce savant est le fondateur ? Preuve évidente que l'éloquence, l'érudition ne peuvent en aucun cas prévaloir sur la connaissance exacte des phénomènes qui se passent en nous ! Car la véritable science ne consiste pas à dire : Il y a des lois physiologiques ! Il existe une idée créatrice et directrice unique ! Il s'agit de décrire ces lois, de définir cette idée. L'à peu près ne remplacera jamais ce qu'il est absolument utile de savoir en médecine :

La véritable physiologie, base de la véritable médecine !

Or, comme la connaissance de celle-ci repose uniquement sur la chimie organique, dont la fermentation est la base et les ferments les agents uniques, et que non-seulement les lois précises qui régissent les phases diverses des fermentations ne sont pas connues, mais faussement définies ; comme, d'autre part, on enseigne à nos jeunes médecins beaucoup trop de latin et de grec, au lieu de leur inculquer les principes de la chimie organique effective, et même de leur donner des notions de mécanique, puisque notre organisme est, nous l'avons dit, l'origine de la mécanique industrielle, il est à supposer que l'art de guérir ne verra jamais que des érudits, mais non des savants, dans la véritable acception du mot, capables de guérir sûrement, promptement, définitivement ! Il n'en est pas de même pour ce qui est de la

chirurgie, plus avancée que la médecine, nous
nous plaisons à le constater, par la raison que
l'anatomie est une science positive. Mais comme
la médecine et la connaissance de la structure
du corps humain sont également solidaires
l'une de l'autre, l'Académie de médecine a tout
intérêt à ce que les véritables phénomènes
physiologiques, histologiques, qui président à
la constitution des corps animés soient parfaitement démontrés. Le voudra-t-elle ? Voilà la
question que nous nous adressons en écrivant
ces lignes. Oui ! si les membres éminents qui
en font partie ont sérieusement en vue le progrès
des sciences naturelles et, s'ils se souviennent
des anciennes traditions, ignorées des jeunes !
Non ! si les nouvelles théories ont, comme on
nous l'assure, jeté des racines profondes, d'où
sortent les fruits amers de l'antiseptie ! Ce qui
est possible après tout dès l'instant que
Claude Bernard lui-même, s'est laissé prendre
et s'est rendu aux raisonnements spécieux sur
lesquels reposent la méthode expérimentale
introduite par M. Pasteur, en même temps que
sa méthode rigoureuse dans l'étude des fermentations.

Ce serait à regretter à tous les points de vue !
Car il nous semble qu'en introduisant à son
tour la véritable connaissance de la chimie
organique dans l'enseignement de la médecine,
en expérimentant surtout les spécifiques dont
nous disposons et dont nous lui avons réservé
la primeur (car nous n'arrivons pas les mains
vides de tout moyen curatif — instantané —
comme M. Pasteur), l'Académie de médecine

française, ne pourrait que gagner en prestige aux yeux du monde, et surtout aux yeux des académies étrangères, au détriment de la *Deutsche Wissenchaft*, qu'elle surpasserait certainement, en grandeur, en savoir et en dignité, ce qui est notre vœu le plus sincère !

Il est certain, en effet, que l'Allemagne, si fière de ses universités, en est également encore réduite aux tâtonnements, en dépit de ses — *professoren* — et de leurs ridicules cultures. Savants auxquels nous pourrions indiquer au besoin les véritables causes de la phthisie pulmonaire, qui fait de si grands ravages de l'autre côté du Rhin, en même temps que nous serions à même de leur indiquer aussi les véritables spécifiques capables de la guérir. Ceux-ci, nous le répétons, n'ont rien de commun avec la fameuse lymphe du non moins fameux docteur Koch, dont la déconfiture aurait dû cependant discréditer à jamais l'inoculation d'un vaccin quel qu'il soit ! De même que les insuccès des intoxications devraient ouvrir les yeux à tous ceux qui les pratiquent, sans données certaines, partant, sans résultat ! Passe encore si l'intoxication générale donnait non pas un semblant de succès, mais des effets durables, des cures ! La quinine, par exemple, a-t-elle jamais sérieusement coupé la fièvre ? Elle arrête parfois, et pour quelques heures seulement, un accès de fièvre intermittente, mais elle affaiblit d'autant plus le malade qu'elle actionne plus directement les tubes digestifs, en même temps qu'elle modifie la nature des *ferments* normaux qu'ils sécrètent !

Et cependant ce spécifique est la panacée universelle actuellement employée de partout en médecine ! Or, à qui doit-on le sulfate de quinine ? Aux chimistes !... Il est possible, au surplus, que l'écorce de quinquina fraîche, c'est-à-dire le suc alcalin de l'enveloppe, ait une propriété fébrifuge, propriété que nous contestons au sulfate, c'est-à-dire au produit chimiatré — gâté par la main des hommes — comme dirait Montaigne ! A part cela, n'est-il pas regrettable que nos Facultés, si prépondérantes jadis, en raison de leur initiative, de leur originalité surtout, se soient laissé envahir par l'*anglomanie !* Car, il ne faut pas se le dissimuler, ce sont les systèmes, les théories anglaises, qui prédominent dans la thérapeutique actuelle. A qui doit-on l'emploi du quinquina ? A la femme d'un gouverneur de la Guyane anglaise ! A qui doit-on l'usage de la viande crue ou saignante ? A Bruce, qui l'introduisit en Angleterre après son retour d'Abyssinie, pays où cet usage est généralement répandu, et où *tout le monde a le ver solitaire !* Sans compter ceux qui succombent au moyen du sang de rate, dont la viande de boucherie est parfois saturée ! Témoin l'empoisonnement de compagnies entières, dont les journaux ont parfois et trop souvent, malheureusement, l'occasion de parler !

A qui doit-on la vaccine ? A la femme d'un ambassadeur anglais à Constantinople, qui l'introduisit dans le grand monde après son retour. Et si l'on songe que nos sommités médicales font, à peu d'exceptions près, de cette méthode illogique, absurde, incompréhensible, empruntée à des empiriques turcs, la base fondamentale de la thérapeutique moderne, un esprit tant soit peu réfléchi ne peut s'empêcher de penser que si l'homme ne descend pas du singe, il en a cependant parfois l'esprit d'imitation ! A qui doit-on encore le stupide tubage ? Pourquoi baigne-t-on les enfants, les nouveaux-nés surtout, matin et soir ? A qui doit-on l'usage de l'huile de foie de morue ? et tant d'autres usages dénommés hygiéniques, dont rien ne justifie l'emploi ?? A nos voisins d'outre Manche !

Et l'on s'étonne que le croup fasse tant de ravages ? S'imagine-t-on fortifier les jeunes générations en les soumettant dès l'âge le plus tendre à ces ineptes *systèmes* ? Les hommes composant l'effectif des vieilles bandes qui marchaient pieds nus à la conquête de l'Italie, ceux qui, sous Desaix, Marceau, Hoche, Pichegru, Moreau, couchaient sur la neige, ces soldats, conscrits pour la plupart, qui n'avaient que du pain à se mettre sous la dent et quelques verres de schnick dans leur bidon, avaient-ils donc été tubés, baignés, huilés, sulfatés ? Nous savons que non ! Alors, ne nous étonnons pas si nos jeunes hommes sont moins rudes au métier des armes et s'ils sont moins soumis à la discipline, puisque leurs parents les gâtent dès le berceau et en font des sensitives, des sybarites ! Laissons par conséquent les Anglais élever leurs enfants comme ils l'entendent, et que chez nous on en revienne aux anciennes traditions médicales !

Que les mères administrent à temps l'ipéca, le sirop de chicorée, etc., en un mot le petit arsenal dépuratif, mis en usage par nos pères, lorsque les nouveaux-nés se livrent aux efforts prodigieux qui les congestionnent, pour expulser ! Preuve évidente que la *constipation* est la maladie du siècle, et le croup disparaîtra comme par enchantement ! Nous reviendrons, du reste, sur ce chapitre important !

Enfin, que résulte-t-il de la suppression de la thérapeutique ancienne, ce fruit de la pratique éclairée des anciens, à la suite de son remplacement par les enseignements conformes aux nouveaux programmes ? Il arrive qu'un jour, après trente ans d'insuccès, de tâtonnements, un professeur de bactériologie, un disciple même du — Maître — de l'antiseptie, un pontife de l'Institut Pasteur, jette ce cri sinistre : « L'antiseptie tue (1) ! » et il injecte de la levure de bière aux phthisiques ! Nous n'insistons pas sur la valeur scientifique de la réclame insérée, par laquelle nous apprenons, pour la première fois, que la levure pure aurait, sous le nom de *phagocyte*, la faculté de digérer le fameux bacile ou batonnet, tant cultivé par Koch et tant réfractaire à l'éducation ! Ainsi, la levure pure, celle qui se cultive depuis quinze ans au laboratoire de Carlsberg, à Copenhague, aurait, selon le professeur en question, la faculté de digérer, c'est-à-dire celle que l'on se plaît à reconnaître aux *amibes !* Mais, si cette réclame

(1) Voir dans le *Journal* du 6 février 1894 l'article intitulé : « La lutte pour la vie ».

a été fidèlement rendue par le reporter, à qui elle a été soufflée sans doute, nous avons eu raison de prétendre que, d'erreur en erreur, un homme intelligent peut arriver, non-seulement à l'absurde, mais encore au grotesque, et descendre par conséquent, jusque dans les bas-fonds de la plus sombre ignorance !

Cependant, depuis plus d'un an que cette réclame à sensation, pour le moins intempestive et présomptueuse, a paru, nous ne sachions pas que le succès de l'idée pour laquelle on prenait date, dans la crainte qu'un *Allemand* s'en attribuât la priorité, ait justifié les espérances du savant professeur en question !

Il est à supposer que non, puisque l'Institut du Champ-de-Mars a eu recours aux mêmes Allemands, pour se procurer le vaccin du croup, dans l'extrême presse où l'on en était réduit, de prouver, une bonne fois pour toutes, la supériorité de la méthode et le génie du — Maître — auquel, en le couvrant de fleurs de rhétorique, un de ses disciples venait d'appliquer si rudement le coup du pavé de l'ours, par l'aveu spontané de cette honte : Que l'antiseptie tuait les malades !

Malheureusement, nous craignons bien que rien de bien probant ne vienne encore une fois justifier le légitime enthousiasme de la presse et la généreuse initiative du *Figaro !* Par la raison (qu'on nous pardonne cette métaphore banale) que pour faire un civet de lièvre, il faut absolument un lièvre ! Or, le lièvre qui manque à la cuisine du — Maître — et à celle de ses aides, ne peut se remplacer, ni par un lapin, ni même par un cheval, fût-il anglais et vacciné ! Car ce lièvre est tout simplement la connaissance exacte des transformations qui se passent en nous à toute minute, à toute seconde, sans laquelle aucun spécifique n'opérera sûrement la guérison d'un mal dont l'étiologie est hypothétique !

Ce lièvre est simplement la connaissance exacte, rigoureuse de la physiologie ! Car on ne connait pas la physiologie humaine ou animale ! Pour nous en convaincre, ouvrons à la quatrième page, à l'article — Physique — le programme des prix proposés par l'Académie française, pour la période comprise entre les années 1893 à 1896, et lisons ce qui suit :

PRIX L. LACAZE.

Par son testament du 24 juillet 1865 et ses codicilles des 25 août et 22 décembre, M. Louis Lacaze, docteur-médecin à Paris, a légué à l'Académie des sciences trois rentes de cinq mille francs chacune, dont il a réglé l'emploi de la manière suivante :

« Dans l'intime persuasion où je suis que la
» *médecine n'avancera réellement qu'autant qu'on*
» *saura la physiologie*, je laisse cinq mille francs
» de rente perpétuelle à l'Académie des
» sciences, en priant ce corps savant de vou-
» loir bien distribuer de deux ans en deux ans,
» à dater de mon décès, un prix de dix mille
» francs à l'auteur de l'ouvrage qui aura le

» plus contribué au progrès de la physiologie.
» Les étrangers pourront concourir.

» Je confirme toutes les dispositions qui
» précèdent, mais outre la somme de cinq
» mille francs de rente perpétuelle que j'ai
» laissée à l'Académie des sciences de Paris
» pour fonder un prix de physiologie, que je
» maintiens, ainsi qu'il est dit ci-dessus, je
» laisse encore à la même Académie deux
» sommes de cinq mille francs de rente perpé-
» tuelle destinées à fonder deux autres prix,
» l'un pour le meilleur travail sur la physique,
» l'autre pour le meilleur travail sur la chimie.
» Ces deux prix seront, comme celui de la
» physiologie, distribués tous les deux ans à
» perpétuité, à dater de mon décès.

» Je provoque ainsi par la fondation assez
» importante de ces prix, en Europe et peut-
» être ailleurs, une série continue de recherches
» sur les sciences naturelles qui sont *la base*
» *la moins équivoque de tout savoir humain*, et
» en même temps je pense que le jugement et
» la distribution de ces récompenses pour
» l'Académie des sciences de Paris seront un
» titre de plus pour ce corps illustre au respect
» et à l'estime dont il jouit dans le monde
» entier. »

Voilà qui est précis ! Or, nous ne sachions pas,
que, ni M. Pasteur, ni aucun de ses adeptes,
aient jamais produit un travail sérieux capable
de faire avancer d'un seul pas l'art de guérir !
Au contraire, puisque de l'aveu même de l'un
des plus accrédités parmi les professeurs de

l'Institut Pasteur — l'antiseptie tue ! C'est-à-dire la médecine homicide introduite par MM. Pasteur et Dumas dans la pratique médicale, ajoutons même au corps défendant de l'un des doyens de l'Académie de médecine de ce temps, qui qualifiait les élucubrations singulières de ces savants — de blagues — et engageait vivement M. Pasteur à retourner à ses cornues. Nous empruntons ce détail à l'ouvrage de M. le docteur Déclat, l'un des premiers praticiens qui se soient livrés à l'étude de la bactériologie et à l'expérimentation au moyen de l'acide phénique.

N'est-il pas piquant de rapprocher ce jugement de ce qui se passe après vingt-cinq années de recherches, d'essais et de résultats meurtriers, obtenus, de l'aveu sincère, arraché à la conscience d'un élève du — Maître — de l'antiseptie ?

Nous ignorons quelle impression *cet aveu bien tardif* a dû produire sur M. Pasteur, malgré que ce coup droit se dissimulât sous un panégyrique outré. Ce qu'il y a de certain, c'est qu'il n'a pas ébranlé sensiblement la confiance aveugle que le bon public intoxiqué (surtout à Paris, où l'antiseptie est pratiquée à outrance) a dans la science du — Maître, — en raison de laquelle il se laisse aussi piteusement décimer, par les jeunes médecins, auxquels on inculque les singulières théories de chimie organique, contenues dans le Manuel conforme aux nouveaux programmes de M. Troost; théories erronées dont l'enseignement, nous le répétons, contribue à réduire les connaissances des professeurs qui sont chargés de les inculquer aux étudiants, et celles des élèves qui se les assimilent, au-dessous des connaissances d'un simple ouvrier brasseur, tant soit peu intelligent.

De cette profonde ignorance de la vraie physiologie et de la vraie médecine, dont beaucoup d'anciens praticiens, comme il en existe heureusement encore un grand nombre, eurent constamment une intuition géniale, fruit d'une expérience laborieusement acquise il résulte, qu'un imbécile, simplement doué d'une somme de mémoire suffisante pour soutenir sa thèse, mais par le fait incapable, une fois muni de son diplôme et lancé sur la société, acquiert le droit d'employer sans aucun contrôle : la morphine, le salicylate (cet énergique antiseptique qui parchemine, insensibilise les tissus, à l'égal de l'acide phénique hydraté), le mercure, la quinine, le bromure, l'iodure de potassium, dont nous avons constaté l'effet morbifique, la sempiternelle teinture d'iode, le curare préconisé par Claude Bernard (Dieu sait pourquoi!) la strychnine, la digitaline, les arséniates, l'upas-antiar, le strophantus, etc., etc., en un mot cette liste effrayante d'alcaloïdes, de sels toxiques employés, nous l'avons dit, sans discernement, sans raison scientifiquement établie, qu'on administre à l'aventure, c'est-à-dire — empiriquement, — puisque rien ne justifie leur emploi !

De sorte que cette — *profession libérale* — (pour laquelle la jeunesse moderne semble avoir une préférence si prononcée, sans se rendre compte pourtant qu'il est indispensable, pour soigner ses semblables, de posséder au moins des aptitudes spéciales, un esprit d'observation supérieur), la médecine, en un mot, qui devrait être un sacerdoce, qui l'est aussi pour celui qui la pratique avec conscience, n'est plus en somme, qu'un métier! Et ceci est tellement vrai que, notamment dans les grandes villes, comme à Paris, la mise en scène remplit le premier rôle, tandis que la médecine est reléguée au second plan.

Et qu'on ne s'imagine pas que nous exagérions en attribuant à la pratique de l'antiseptie le changement qui est survenu dans la diathèse des maladies à la suite de l'introduction des antiseptiques!

Car, à part cet aveu spontané d'un élève de M. Pasteur, que nous considérons comme la critique la plus sévère de ses enseignements, nous nous permettons de reproduire une protestation moins édulcorée, plus franche, une mise en demeure à laquelle ce savant est incapable de répondre, et pour cause! Mise en demeure qui donne cependant la note précise de l'état psychologique auquel est réduit un honnête homme, un véritable médecin, dont la manière de penser est probablement aussi celle d'un grand nombre d'autres praticiens qui attendent toujours encore le merveilleux — microbe ami — promis depuis vingt ans, mais resté jusqu'à ce jour à l'état de mythe, ou plutôt de phagocyte.

Voici donc ce que nous lisons dans le *Journal de la Nièvre* du 3 janvier écoulé, qu'un de nos amis, qui s'intéresse à notre œuvre, nous a transmis :

« CHRONIQUE MÉDICALE.

» Sous ce titre, dit le rédacteur en chef de cette feuille — *Quel est le rôle des microbes de notre économie,* — M. le docteur Pigeon nous adresse la communication suivante :

« *Res, non verba.*

» D'après M. Pasteur et ses adeptes, les
» microbes sont des agents pathogènes sous
» l'action desquels se produisent nos maladies.
» Ne connaissant aucune preuve qu'il en est
» ainsi, nous prions l'éminent expérimentateur
» de vouloir bien en indiquer qui nous per-
» mettent d'en juger par nous-même. Nous le
» prions particulièrement de nous expliquer
» comment, étant connu que dans l'univers
» entier il existe des quantités innombrables
» de microbes dans l'air atmosphérique, dans
» l'eau, dans le sol, dans nos aliments, dans
» nos vêtements, etc., ainsi qu'en notre propre
» organisme, ou voire même, d'après les
» récentes expériences d'un savant membre
» de l'Institut, M. Maray (1), il s'en produit
» incessamment du fait de la décomposition
» des globules sanguins, comment, disons-
» nous, il se fait qu'avec une telle cohue *intus*
» *et extra*, nous ne soyons pas atteints de

(1) C'est par cet article que nous avons appris que les idées émises dans notre brochure avaient reçu leur consécration expérimentale à l'Institut.

» maladies dès notre naissance et comment il
» se fait que la santé soit notre état habituel
» de vie. En attendant l'explication de ce
» phénomène, comme c'est là une question de
» la plus haute importance, nous croyons
» devoir citer quelques faits qui semblent
» clairement établir que les microbes, loin
» d'être des causes de maladie, nous sont, au
» contraire, de la plus grande utilité pour l'en-
» tretien, la conservation de notre santé, de
» notre vie. Voici, en quelques mots, quels
» sont ces faits :

» C'est, d'une part, qu'il est à la connaissance
» de tout le monde que le pain frais nous
» expose plus à des indigestions ou autres ma-
» ladies que le pain rassis, et que, d'autre part,
» il ressort d'expériences d'un médecin russe,
» M. Troïdzkique, le pain frais contient beau-
» coup moins de microbes que le pain rassis.

» C'est ensuite, que depuis la mise en pra-
» tique des traitements anti-microbiens, c'est-
» à-dire qui ont pour but la destruction des
» microbes, *les maladies et les morts subites* par
» *congestion ou par embolie*, soit *pulmonaire*,
» soit *cardiaque*, soit *bronchique*, soit *cérébrale*,
» soit *hépatique*, etc., sont devenues de plus
» en plus fréquentes, et cela avec cette circons-
» tance bien frappante, *à savoir que c'est parti-*
» *culièrement parmi les personnes les plus minu-*
» *tieusement soumises à ces traitements nouveaux*
» *que l'on compte le plus de victimes.* C'est enfin,
» ainsi qu'il a été établi dans nos précédentes
» études, que par suite de leur difficulté d'agir
» comme rongeurs et comme ferments, les

8

» microbes peuvent réduire en poussière, en
» liquide et en gaz, les scories résultant des
» combustions du sang et empêcher ainsi la
» formation de congestions et d'embolies. De
» sorte qu'il résulte de cette étude, qu'au lieu
» d'être des causes de maladies, comme le pro-
» fesse M. Pasteur, les microbes sont au
» contraire de la plus grande utilité pour l'en-
» tretien et la conservation de la santé de la
» vie. Nous rappelons en terminant l'axiome
» suivant de l'un des plus éminents fondateurs
» de la médecine physiologique, Cl. Bernard :
» Quand on rencontre un fait en opposition avec
» une théorie régnante, il faut accepter le fait
» et abandonner la théorie, lors même que,
» soutenue par de grands noms, elle serait
» généralement adoptée. »

Nous avons rapporté tout au long ce remarquable article, lequel, à quelques mois d'inter-
valle, coïncide si bien avec l'article précité
publié dans le *Journal*, qu'il n'est pas possible d'admettre que nos critiques, nos réfuta-
tions indignées, soient injustes, exagérées.

Nous insistons surtout sur la remarque faite
par M. le docteur Pigeon, que ce sont précisément les malades antiseptisés minutieusement,
qui périssent de préférence.

L'élève, l'adepte de M. Pasteur, celui qui
pontifie à son Institut, n'a pas dit autre chose
en somme, tout en préparant à son — *vénéré
Maître* — un enterrement de première classe,
avec des couronnes d'immortelles à titre de
consolation suprême !

Par quelle fatalité M. Pasteur s'est-il mêlé de

vouloir réformer la médecine et de régenter la brasserie, lui qui n'était ni médecin ni brasseur, ce serait trop long à raconter ! Que n'a-t-il étudié les mathématiques, cela lui eût peut-être mieux réussi, et l'antiseptie n'aurait au moins jamais vu le jour !

Ainsi, voilà qui est deux fois constaté, — l'antiseptie tue ! — et les malheureux qui confient le soin de leur hygiène aux jeunes médecins imbus des inepties qui font partie des nouveaux programmes, ne manquent pas de payer, ou de leur santé détruite à jamais, ou de leur vie, les erreurs de celui auquel, par le fait d'une cruelle ironie, on décerne le titre de *grand initiateur* de l'humanité ! Colosse aux pieds d'argile, que nous avons entrepris d'arracher à son piédestal, quoique son influence funeste, ainsi qu'une pieuvre, ait envahi non-seulement toutes les Facultés de France, mais encore une grande partie des corps enseignants du monde civilisé !

Hélas ! combien de jeunes gens pleins d'avenir, de belles jeunes filles, de pères, de mères, d'enfants bien-aimés n'ont-ils pas payé de leur existence la pratique de l'incompréhensible, de l'épouvantable méthode d'où sortit l'empoisonnement libre, légal, moderne que nous flétrissons, et jusques à quand cette espèce de lâche guet-apens, dressé à la confiante inexpérience de pauvres malades sera-t-il toléré ?

Quelles mesures prendra-t-on pour enrayer cette rage, puisque, de l'aveu même de ceux qui l'ont pratiquée, préconisée, l'antiseptie tue, autrement dit, dont la pratique est criminelle ?

Ah ! c'est que nous aussi nous avons dû payer un cruel tribut à cette hydre à mille têtes, à l'ignorance crasse de praticiens imbus des théories conformes aux nouveaux programmes ; de médecins réunis en consultation au chevet d'un typhique, dont l'un ordonnait la potion de Todd, l'autre les bains froids, le troisième l'infâme quinine en cachets (à outrance), spécifique que le malade expectorait avec obstination et dont il était nécessaire, indispensable, de lui restituer la valeur en lavements!!

C'est pendant de pareilles périodes que les cheveux d'un père blanchissent, que le mépris monte aux lèvres et que l'envie saisit de cracher à la face de ceux qui se complaisent dans l'imposture et le mensonge, les reproches sanglants qu'ils méritent!!

C'est aussi pendant le développement de ce mal stupide, pendant que le malade brûlait, se consumait, sans qu'il fût possible de le soulager, que nous apprîmes à connaître le juste niveau des connaissances médicales de ces antiseptistes, dont l'un passait cependant pour une sommité de l'art, précisément celui qui préconisait la potion susdite, probablement dans le but d'enivrer le — microbe — alors que la prostration du patient annonçait clairement, que lui-même était dans un état d'ébriété bien caractérisé.

Cependant, répétons-le, nous n'imputons pas à crime, la pratique de ses désastreuses conceptions, à l'auteur de la théorie de la fermentation putride conforme aux nouveaux programmes.

Loin de nous cette pensée, car encore une fois — *Errare humanum est !*

Mais ce que nous reprochons si durement à ce *savant*, c'est le sentiment mesquin qui l'a engagé à persister dans ses erreurs incompréhensibles, flagrantes, lorsque de bien plus savants que lui, par conséquent de plus autorisés, pour ne citer que M. Ch. Robin, ne cessaient de lui opposer cette vérité, ne se lassaient pas de lui répéter : qu'un organisme de nature animale était incapable de provoquer, d'être la cause initiale d'un processus purement chimique, comme le bon sens l'indique à tout individu doué d'un peu de jugement.

Cependant M. Pasteur n'a tenu aucun compte de cette observation si banale. Il riposte avec aigreur ! Il se fâche ! et sa controverse devient âpre vis-à-vis de savants aussi remarquables que ceux qui cherchaient à le ramener dans la bonne voie.

Il en fut de même pour son système de *fermentation* dit à vase clos, qui consistait en un grand cylindre, conique, arrosé à l'extérieur par une nappe d'eau qui devait, selon son auteur, suffire au refroidissement du moût introduit dans ce simple appareil aussitôt après sa sortie de la chaudière. Invention bizarre, qui dénotait chez l'inventeur une ignorance complète des lois physiques ! Il fallait, en effet, plus de quarante-huit heures pour ramener le moût à un degré thermique convenable, avant de pouvoir l'ensemencer.

Aussi le résultat fut-il désastreux ! Tous

ceux qui se laissèrent convaincre par les raisonnements spécieux de l'inventeur et qui
installèrent l'appareil dit, à vase clos, éprou-
vèrent des accidents au cours de leur fabrication, qui leur causèrent des pertes d'argent
plus ou moins considérables. Aussi s'empres-
sèrent-ils bien vite de les supprimer.

Depuis ces faits, qui remontent à plus
d'un quart de siècle, M. Pasteur, en dépit de
ses principes, fit adapter un — tube à ses
appareils — pour mettre le liquide en fermentation en communication avec l'air extérieur,
sans se rendre compte qu'il se donnait un
démenti à lui-même! Car un système à vase
clos, qui ne l'est pas, n'est plus un système!
Par conséquent, M. Pasteur est fixé dès longtemps sur la valeur de sa méthode et de sa
théorie!

Mais comme nous sommes un ennemi
déclaré du mensonge et de l'imposture et que
nous méprisons par conséquent aussi la ca-
lomnie, nous citerons à l'appui de nos critiques la lettre d'un ami qui les corrobore;
critiques que nous sommes d'autant plus autorisé à formuler, qu'il nous a été donné de voir
fonctionner le fameux système de fermentation
à vase clos il y a trente ans et plus, soit au Puy
(Haute-Loire), soit à Clermont, non sans le cri-
tiquer déjà, vers cette époque reculée.

Voici la lettre en question :

« Mon cher Dürr,

» Je me fais un plaisir et un devoir d'attester
» que la fermentation dite à vase clos, de

» M. Pasteur, que je vis fonctionner jadis chez
» un confrère de Clermont, n'a donné et ne
» pouvait donner que des résultats négatifs,
» quoi qu'en dise son auteur. A mon avis, la
» fermentation basse que je pratique à air
» libre, ainsi que tous mes collègues sans
» exception, ne se prête absolument pas à ce
» mode de fermentation, parce que, sans
» oxygénation préalable et sans un contact
» continu du liquide avec l'air ambiant, il n'y
» a pas d'atténuation possible.
» Bien à vous.

» GEORGES QUIRI,
» *Brasseur à Gannat (Allier).*»

Tous ceux qui connaissent les produits de
cet intelligent industriel se plaisent à en constater l'excellente qualité; car M. Quiri n'em-
ploie pour sa fabrication que du malt et du
houblon, et il se ferait un cas de conscience
d'antiseptiser sa bière.

Au surplus, M. Pasteur serait fort embarrassé
de nous citer une seule brasserie en France et
à l'étranger où son système, dit à vase clos,
fonctionne encore tel qu'il l'a imaginé !

Or, comment se fait-il que, malgré cela, le
collègue de M. Pasteur à l'Académie des
sciences, M. Troost, déjà plusieurs fois nommé,
proclame encore ce système comme étant le
seul capable d'assurer la bonne conservation
de la bière dans son *Manuel de chimie*, alors
que la fermentation à vase clos est précisément
l'antithèse de la fermentation alcoolique —
laquelle est cependant, à nos yeux, le phéno-

mène le plus considérable — de la chimie organique, après la saccharification des grains d'orge transformés en malt, c'est-à-dire en amidon.

Ne serait-il pas en effet plus — *honnête* — plus conforme à la vérité, à laquelle M. Pasteur a donné tant d'accrocs, pour ce qui est de la chimie organique du moins, de supprimer purement et simplement cette théorie — *réclame* — dans un ouvrage qui a la prétention d'être sérieux, c'est-à-dire rigoureusement scientifique, puisque M. Pasteur sait pertinemment que son système est impraticable !

Pendant que nous y sommes, faisons également remarquer à l'auteur qu'en aucun temps, en aucun lieu, nul brasseur n'a jamais employé un kilogramme de houblon par hectolitre de bière ! Quant à la théorie de la fermentation putride telle que la formule également M. Troost, d'après les observations rigoureuses de M. Pasteur, nous n'y reviendrons pas, de même que nous n'avons plus rien à dire non plus des spores en chaînettes que ledit *Manuel de chimie* nous donne comme le type effectif de la levure alcoolique !

Il est donc absolument certain que les quelques notions de chimie organique que l'on enseigne dans les cours supérieurs — sont fausses, archifausses — ainsi que nous l'affirmons au début de ce livre. Par conséquent, nous avons également raison lorsque nous concluons de ces faits que les chimistes de l'école de M. Pasteur qui se permettent de préconiser de pareilles inepties, n'ont aucune notion exacte

de la chimie organique — dont les ferments
et la fermentation sont la base!

Il est vrai qu'un chef d'école du poids de
M. Pasteur avouera difficilement qu'il ait pu
se tromper aussi radicalement, aussi piteusement! A part cela, il importait de ne pas tou-
cher à la théorie sacro-sainte du — *Microbe* —
à laquelle M. Pasteur doit sa popularité. Il était
à présumer, en effet, que cette erreur une
fois démontrée porterait un préjudice grave à
la vente du filtre Chamberland, dont M. Pasteur est sinon l'inventeur, ce qui nous sur-
prendrait, du moins le promoteur intéressé!
Décidément M. Pasteur aurait dû embrasser
la carrière commerciale, il excelle à la réclame
et il a su se ménager une bonne presse; à part
cela, il ne prête pas son nom pour rien! Nous
connaissons tel entrepreneur d'expositions
culinaires et autres qui en sait quelque chose.
Aussi, défend-il très-bien ses intérêts, nous
n'en voulons pour preuve, que la lettre auto-
graphe qui figure à la première page du
prospectus du filtre en question! Cette affaire
de filtre est, en réalité aussi, plus lucrative
que les installations ratées de la fermentation
alcoolique à vase clos, dont nous parlons plus
haut! Car il n'est pas un ménage aisé, soit à
Paris, soit en France dans les grandes villes,
qui ne soit pourvu d'un filtre! De même que
de grands appareils de ce genre fonctionnent
dans tous les établissements de l'Etat, casernes,
hôpitaux, etc. Les maladies épidémiques ont-
elles disparu pour cela? Les journaux répon-
dront pour nous! Ils nous apprendront, en

effet, que l'an dernier la fièvre typhoïde a fait, comme récemment encore dans les casernes, des quantités de victimes ! Preuve incontestable que le microbe animal n'existe que dans l'imagination des badauds !

Pour notre compte, nous buvons effectivement sans crainte, l'excellente eau de la d'Huys et de la Vanne (non filtrée) que nous fournit la Compagnie des eaux de Paris, et ceci dans des conditions de salubrité telles, qu'il existe peut-être dans peu de grandes villes, un service capable d'alimenter ses habitants au moyen d'une eau potable aussi limpide, aussi fraîche, aussi salubre (en dépit des chaleurs estivales), comme les ingénieurs de cette compagnie sont parvenus à nous la fournir habituellement. Et ceci est d'autant plus vrai, cette innocuité de l'eau de Paris provenant des sources susdites est d'autant plus certaine, que l'on a remarqué, nous signalons ce fait à qui de droit, que parmi les membres d'une famille de sept personnes, dont six buvaient de l'eau de la ville et la septième exclusivement de l'eau minérale, ce fut précisément cette dernière qui succomba aux atteintes du mal qui fit tant de ravages, l'été dernier.

Au surplus, une eau réellement contaminée, c'est-à-dire une eau non courante, une eau de puits par exemple, alimentée par des infiltrations putrides provenant de déjections entassées sur le sol, de sucs putrides provenant de déjections humaines, comme les jus qui se produisent dans les fosses d'aisances mal cimentées, — cette eau, disons-nous, est infiltrable,

même au moyen du filtre Chamberland ! Car,
ainsi que nous l'avons relaté déjà, les *ferments*
passés à l'état de ferments putrides, diminuent
de volume à mesure que la toxicité du liquide
lui-même s'affirme et passent de l'état de corps
organisés à l'état amorphe, ou acide organique, et finalement, même, à l'état acide inorganique, selon la nature des matières minérales avec lesquelles ce liquide se combine :
métaux, métalloïdes, sels ou cristaux, etc.

' Nous continuerons par conséquent à boire
de l'eau de la Compagnie des eaux de Paris
telle que cette compagnie nous la fournit, n'y
ayant jamais pu découvrir le moindre microbe,
et ceci de préférence à de l'eau minérale, quelle
que soit sa provenance ! De même que nous
continuerons à respirer sans crainte l'air atmosphérique, tel que la nature nous le départit,
de préférence à l'oxygène pur, que certains
chimistes fabriquent, sans doute dans le but
de démontrer que s'ils avaient la direction du
laboratoire céleste, ils opéreraient mieux et
rectifieraient l'atmosphère ! Ces plagiaires se
doutent-ils que leur oxygène fabriqué, inhalé,
n'a rien de commun avec celui que le grand
chimiste fabrique au moyen d'un procédé plus
simple, dont la formule n'a rien de commun
avec celle du mercure *précipité per se* ? Ceux
qui se livrent à la pratique de la chimiatrie,
qui envahit tout, comme le dit Raspail non
sans raison, depuis que l'agitation microbienne
terrorise le monde, finiront-ils par remplacer
l'air respirable, au moyen de l'oxygène fabriqué
auprès des malades, comme l'eau potable est

en partie remplacée par les eaux minérales ?
Nous n'en serions pas surpris outre mesure,
pour peu que les antiseptistes se mettent dans
l'esprit d'en recommander l'usage à leurs
clients. Ne faut-il pas de la variété en médecine antiseptique, où l'acide salicylique devait
remplacer si avantageusement la morphine, et
finalement dût céder la place à l'antipyrine,
après avoir tué pas mal de gens ! Il n'est pas si
loin de nous ce temps, où la presse entière
protestait contre le salicylage des aliments de
la nutrition liquide ou solide ! Et l'on se rap-
pelle encore des procès qui suivirent la défense
faite aux industriels d'en continuer l'emploi,
sous peine d'amende et de prison, d'après les
lois édictées en raison de l'avis même de l'Académie de médecine. Que n'a-t-elle du même
coup prohibé tout à fait l'usage de ce sel, qui
détruit les leucocytes et les hématies, à la
longue, et parchemine les tissus, ainsi que
nous l'avons déjà fait remarquer. On ne verrait
plus, sous la rubrique de — Causerie scientifique — comme celle que nous avons sous les
yeux, d'imprudents médecins conseiller aux
goutteux, aux rhumatisans, de s'inonder d'acide
salicylique ! Or, à qui doit-on ces conseils irré-
fléchis, ces pratiques insensées, menaçant de
tout envahir ? A qui doit-on ces scandales,
étouffés du reste, d'un grand brasseur du Midi
continuant à salicyler ses bières, malgré ces
lois, véritables attentats contre la santé pu-
blique, contre la société ? A qui doit-on le
discrédit jeté sur les bières françaises et l'enva-
hissement progressif des bières de Munich ?

A l'antiseptie ! A M. Pasteur !

En bonne vérité, ne serait-il pas grand temps de secouer le joug que ce savant impose depuis un quart de siècle et plus à la France, au monde entier : celui de la peur de l'ennemi, insaisissable, impalpable, invisible ; celui des multiples baciles, dont chaque espèce, selon certains quarts de savants de son école, serait spéciale à une maladie épidémique ou contagieuse , correspondante !

Car il ne s'agit pas de renverser un édifice, de signaler un danger occulte, d'affoler une ville, un peuple, le monde, et de rester — *sphinx muet* — figé dans l'immensité d'un orgueil insondable, de planer au sommet du Capitole, alors, comme le dit encore Raspail, que la roche Tarpéienne est proche !

Enfin, comme nous l'avons déjà fait remarquer, comme le — grand Maître — du monde antiseptique est incapable de répondre, ni au docteur Pigeon, ni même à ses propres adeptes, qui poursuivent le même but depuis vingt-cinq ans sans aucun résultat ! nous déclarons en notre âme et conscience que les microorganismes de M. Pasteur, bactéries, baciles , infusoires, vibrions, ne sont, ou ne peuvent pas être la cause directe d'une maladie quelconque, parce que l'air atmosphérique n'en transporte que relativement peu à l'état de *germe* ou d'ovule et que les eaux, lorsqu'elles en contiennent, ne sont nuisibles que dans le cas où elles contiendraient des sucs putrides , dont la cause originelle est ailleurs ! Par la raison qu'un œuf animal n'est pas un germe et qu'un germe n'est pas un ferment !

Ce sont par conséquent les courants atmosphériques surchargés de miasmes, de mucédinées putrides, de moisissures toxiques, en
été, de vapeurs hydrosulfurées en hiver, qui
sont la cause — chimique — unique de toutes
nos maladies! Quant aux baciles que l'on trouve
effectivement dans nos liquides organiques,
nous allons nous charger nous-même de
répondre aux légitimes sommations que M. le
docteur Pigeon adresse, et probablement bien
d'autres encore avec lui seraient en droit
d'adresser à celui qui s'est immobilisé dans
l'erreur, sans mesurer peut-être la profondeur
de l'abîme qui s'entr'ouvrait sous ses pas, où
s'écroulera tôt ou tard avec sa fortune étrange,
le système plus étrange encore de ses conceptions ridicules!

LE VACCIN DU CROUP.

Nous croyons avoir démontré clairement que les hommes et les animaux sont véritablement pétris du limon terrestre, comme nous l'enseigne la Genèse, matière organique et inorganique que les végétaux tirent du sol hydraté au moyen de la combustion très-lente de leur cambium, dont les cellules végétales issues des ferments aériens sont les agents uniques. Mais comme nous savons que cette genèse ne peut se parachever sans le concours de la chaleur, de l'air et de l'eau, nous savons également aussi que l'origine cosmique de l'homme, c'est-à-dire de l'être vivant, arrivé à son maximum de perfection plastique, organique et intellectuelle, est également incontestable, ainsi que nous l'avons longuement expliqué.

Les végétaux sont donc, par le fait des êtres passifs, de merveilleux appareils ne remplissant vis-à-vis des animaux qu'un rôle chimique, intermédiaire, puisque nous avons démontré que leur propre cambium était l'origine unique de tous les liquides normaux des êtres animés.

Il était utile de revenir sur cette question banale dont l'exactitude crève les yeux, parce qu'il est nécessaire, pour que cette étude soit comprise, de comparer la composition chimique du moût (extrait des grains des céréales et soumis à la germination) à la composition du sang des omnivores, des hommes civilisés surtout, dont le chyle issu de la nutrition végétale a une origine commune avec celle du moût, ainsi que nous l'avons examiné déjà. De là le parallélisme incontestable qui existe entre la composition organique du moût de malt, et celle du sang !

Ainsi, les moûts tirés des grains servant à la fabrication de l'alcool ou à celle de la bière contiennent après avoir fermenté : une quantité plus ou moins considérable (selon la quantité de malt employé) de sucre non encore transformée en alcool, de l'alcool, des matières protéiques, des acides organiques, du phosphate de chaux, de l'acide phosphorique, de l'acide sulfurique, de la magnésie, une petite quantité d'acide chlorhydrique, de la glycérine en petite quantité, enfin de l'eau. Disons que parmi les matières protéiques, il peut se trouver dans certains moûts une quantité notable de glutine en dissolution, principe basique de l'albumine, origine de la fermentation acétique visqueuse de la bière, laquelle, après avoir été poussée à un certain degré calorique considérable, laisse des phlegmes qui sont de véritables tissus organiques de nature animale.

Nous pouvons dire, par conséquent, que la dextrine ou gomme résultant de la transformation de l'amidon en sucre dans le foie, est l'origine de la fibrine, tandis que la glutine extraite du pain, des pâtes alimentaires, etc., base de la nutrition, est celle de l'albumine. Matières basiques du plasma sanguin ou sérum,

dans lequel sont immergés les globules sanguins
dénommés — hématies — et quelques leucocytes, dans la proportion d'un leucocyte sur
trois cents hématies, ainsi que nous l'avons
dit précédemment déjà. A part cela, nous
savons encore que le sérum contient une
quantité de sucre, de la glycérine, du chlorure
de sodium non encore transformé, des acides
organiques, de la magnésie, des matières protéiques, de l'alcool, enfin de l'eau comme le
moût de malt.

Les globules sanguins des vertébrés, qui
sont, avons-nous dit, des réserves enregistrées
par le sérum, après leur formation dans le
réseau spléno-hépatique et que la combinaison du sang avec la lymphe qui se produit,
avant de pénétrer dans la partie droite du cœur,
a pour but de rendre solubles, peuvent par
conséquent être considérés comme étant la
véritable origine du sérum ou plasma dans
lequel ils sont immergés.

Ces globules, évidemment nés dans le chyle,
en partie (dont les fines granulations sont
visibles) et qui sont transformés dans le foie,
contiennent donc une substance albuminoïde
dont la glutine de la nutrition est la base,
mais qui est colorée par la globuline provenant
de l'hémoglobine dont nous avons déterminé
l'origine dans nos Précis de physiologie. De
plus, ces corps microscopiques reconstituants,
contiennent encore une substance grasse phos-
phorée ou lécithine, destinée à entretenir l'os-
sature du squelette au moyen du phosphate
de potasse et de la soude extraits du chlorure

9

de sodium qui les sature, de même qu'ils
contiennent encore de la cholestrine et une
quantité d'eau égale à deux ou trois fois le
poids de ces principes azotés.

On le voit, la composition chimique du sang
et du moût est à peu de chose près la même.
Ce qui n'a, par le fait, rien de quoi nous surprendre, puisque nous savons que ces deux
liquides organiques éminemment fermentescibles ont subi les mêmes opérations chimiques
organiques et que leur origine végétale est
identique, ainsi que nous l'avons longuement
expliqué à plusieurs reprises. Mais. qu'enten-
dons-nous par liquides fermentescibles ? Encore une fois, l'on comprend sous cette dénomination un liquide sucré, contenant en même
temps que du sucre des principes alcalins ou
minéraux en quantité suffisante; car il est
notoire en brasserie qu'un brassin, fabriqué
avec une addition notable de sucre, comme
cela se fait dans le nord de la France, ne
fournit pas un levain suffisant pour ensemencer
un autre brassin de la même importance.
Preuve certaine que les cellules de la levure
sont incapables de se reproduire dans un
liquide simplement sucré. Nous pouvons donc
encore une fois nous demander quel est en
réalité le liquide organique qui contienne plus
de principes alcalins que le sang; et quel est
le liquide organique, autre que le sang, qui soit
aussi constamment, aussi richement alimenté
de la matière sucrée que le foie tire perpétuellement, soit de la matière saline-alcaline des
aliments, soit de l'amidon du bol alimentaire

— 131 —

au moyen du ferment alcalin par excellence,
— la bile, — constamment entretenue, elle
aussi, par la chlorophylle animalisée des sucs
des végétaux et du protoplasma des ferments
alcalins unicellulaires, que nous nous assimilons en respirant.

Il est donc impossible de ne pas admettre
que tout notre organisme ne soit également le
siége d'une transformation constante et latente,
dont le sucre est la base et le liquide lymphatique à réaction acétique la phase fatale,
normale. Transformation constante au cours
de laquelle il se produit constamment aussi de
la chaleur, du gaz carbonique et de la vapeur
d'eau, puisque nous savons que les courants
atmosphériques sont chargés par le Créateur
d'ensemencer nos bouillons de culture, comme
le brasseur ensemence le moût, et que nous
savons aussi que les ferments ne pénètrent pas
dans un liquide fermentescible, sans actionner
ce liquide.

Il est donc possible aussi, en tenant compte
de la différence des milieux où ces transformations se parachèvent, d'établir ce qui se
passe dans l'organisme animal, dès l'instant
que nous savons ce qui se passe dans les
moûts en général et dans le moût de bière en
particulier; puisque (nous insistons sur ce
point) ce sont les mêmes corps — les ferments
— qui sont les agents uniques de la combustion
lente, soit animale alcoolique, soit simplement
végétale organique. Phénomène analogique qu'il
importe de poser en principe !

Pour celui qui étudierait la fermentation des

moûts au point de vue comparatif qui nous occupe, il serait évident, que non-seulement la diastase a la faculté de séparer, de sélectionner les matières liquides fermentescibles, mais il ne serait pas douteux non plus, que tous les ferments, surtout les ferments alcooliques acétiques, éminemment organaleptiques, sont doués de cette faculté.

De plus, ces corps générateurs, reproducteurs et transformateurs par excellence, ont encore le pouvoir d'entraîner, d'expulser, du sein des liquides qu'ils actionnent, qu'ils transforment, et au sein desquels ils se reproduisent (en utilisant l'oxygène de l'air à la transformation du sucre en alcool), les matières non assimilables qu'ils séparent des matières assimilables utilisées.

C'est en raison de cette propriété que possèdent les *ferments*, de séparer, de sélectionner et finalement d'entraîner les matières étrangères, que les moûts contiennent en partie, telles que les poussières atmosphériques, les particules résineuses du houblon, etc., que les bières bien fabriquées se clarifient après la reproduction des ferments et pendant leur propre élimination, par le haut ou par le bas.

C'est également par ce moyen que nos liquides normaux parviennent à se débarrasser des matières qui se retrouvent dans l'urine, entraînées qu'elles sont par la bile, c'est-à-dire par le ferment alcalin, avec des fragments d'épithéliums et d'autres principes organiques, qu'il est inutile d'énumérer ici. Ce sont également ment les ferments alcalins de la bile, mélangés aux matières stercorales, que la nature a chargés d'entraîner ces matières et de les expulser, en entretenant une fermentation constante et latente dans le cœcum et dans le colon ou gros intestin, d'où résulte la péristaltique intestinale, lorsque les gaz accumulés se dilatent dans ces organes et les dirigent vers le rectum, aboutissant à la soupape anale ou sphincter (1). La nature ayant encore établi une double valvule résistante, dénommée barrière des apothicaires, capable de résister à la contrepression des gaz développés dans le gros intestin, que cette double soupape isole du jejunum iléon, ce qui prouve que toutes les installations mécaniques dites à pression, ne sont qu'une imitation de la nature.

Ce sont aussi les ferments qui débarrassent nos appareils respiratoires des mucus dont la sécrétion constante pourrait s'accumuler à la surface interne de nos bronches, si les ferments vitaux ne les expulsaient pas.

De même que les sécrétions nasales, si importantes à entretenir, s'éliminent, à mesure que la fermentation du liquide céphalo-rachidien sécrète la liqueur semi-fluide indispensable à l'incubation des ferments aériens, sécrétion qui se produit à la surface des muqueuses du centre respiratoire. Phénomène que nous avons décrit.

---

(1) Le gaz carbonique qui se produit pendant la digestion est la cause initiale de la péristaltique intestinale, en ce sens que chaque coagulum de matières non assimilables provenant du bol alimentaire, est séparé du coagulum précédent, par un volume de gaz plus ou moins considérable, dans nos intestins.

Enfin, c'est également aussi en raison de cette faculté expulsive, que les ferments de la lymphe expulsent la sueur ou transpiration du corps humain, et notamment celle qui s'échappe par les extrémités pédestres; sueur composée de sucs, putrides, la plupart du temps. chez beaucoup d'individus, dont l'arrêt ne laisse pas que d'entraîner des accidents graves. C'est, en effet, au moyen de ces émonctoires naturels dont les pieds, les aisselles, et chez beaucoup de personnes le creux de la main, sont les principaux, que les eaux mères, non éliminées avec l'urine, sont expulsées en quantités plus abondantes et parfois plus ou moins nauséabondes, que par l'enveloppe périphérique.

Phénomène qui prouve *à priori*, que l'usine humaine a besoin de se débarrasser des scories résultant de la combustion générale et lente, absolument comme cela se produit dans une usine à vapeur, afin que, par suite de l'encombrement de ces matières utilisées, consumées en partie, celles-ci ne s'attachent pas aux parois du foyer de la combustion lente, lorsqu'elles s'accumulent dans les galeries naturelles de la circulation et surtout au sein des organes ou appareils de chauffage énumérés précédemment : les intestins. Absolument comme le mâchefer s'attache aux barreaux des grilles du foyer des chaudières à vapeur.

Il appert donc de cette vérité, que l'organisme animal est bien réellement une usine mue par le gaz acide carbonique comprimé, travaillant constamment à son propre entretien, en utili-

sant les principes nutritifs assimilables que les
végétaux tirent du sol (comme une fabrique de
sucre de betteraves, par exemple, dont le jus
s'utilise et dont la pulpe est éliminée), usine
dont les organes, c'est-à-dire le mécanisme,
finit lui-même par se disloquer, surtout lorsque
les muqueuses et les séreuses, véritables grais-
seurs automatiques, ne fournissent plus la
même quantité, ni la même qualité de matières
grasses lubrifiantes, indispensables au grais-
sage de tout le mécanisme composant l'organisme animal.

C'est en raison de ce travail d'assimilation,
de reconstitution constant, d'éliminations per-
pétuelles et de désorganisation partielle (usure
du mécanisme) que la physiologie officielle
admet, que l'organisme finit par se renouveler
complètement après une période dont la
durée, difficile à préciser, est pourtant fixée
approximativement à cinq ans. Ce phénomène,
parfaitement exact, puisque le microscope
constate et définit rigoureusement, dans l'urine
surtout, la nature des matériaux détruits et
expulsés au cours du travail journalier, explique
en partie, non-seulement les changements qui
s'opèrent au sein et à la superficie de notre
organisme, mais encore la modification qui se
produit dans le caractère de l'enfant, de l'ado-
lescent, de l'homme fait, de l'homme mûr, du
vieillard, dont les cellules cervicales se renouvellent, ainsi que nous l'avons expliqué, au
moyen des ferments aériens toujours inhalés,
toujours renouvelés, à mesure que la fermentation céphalo-rachidienne les transforme en

matière grise assimilable et que la pensée les use.

C'est en raison de cette fermentation, lente à l'état normal, que la partie intellectuelle, l'imagination, dont elle est la base, surexcitée parfois au moyen d'iconogrammes inattendus, transmis par les appareils photographiques, télégraphiques, enregistreurs, les yeux, transforment parfois la fermentation normale en une fermentation tumultueuse, d'où résulte un surcroît de la pression intérieure parfois considérable, en raison de laquelle l'enveloppe cervicale est menacée d'éclater et parfois éclate en effet.

Cet accident naturel et fréquent, facile à prévoir, lorsque les deux manomètres temporaux accusent ce surcroît de la pression normale, après l'enregistrement de deux épreuves positive et négative trop différentielles, d'où résulte naturellement un choc électro-magnétique positif et négatif, lequel entraîne la destruction du cliché. Preuve incontestable que le fluide électro-magnétique, enregistré par les organismes, constituant l'âme immatérielle, est aussi intimement lié à la matière semi-liquide qui fermente dans nos moindres cellules, sous le nom de — plasma, — que le fluide électro-magnétique déterminant le mouvement initial — giratoire — du protoplasma des ferments, origine de notre plasma, giratoire lui-même, est lié à ce principe vital de premier ordre, issu lui-même de la lumière solaire, dont la chaleur obscure est l'unique origine de toutes les transformations organoleptiques, dénommées combustions lentes, qui se parachèvent sur notre globe.

De cette union intime il résulte, que les mouvements de l'âme, accélérés ou lents, exercent une influence prépondérante et réflexe sur le mouvement du plasma dont l'âme est comme une partie intégrante; de même que les mouvements accélérés du plasma, déterminés par une cause accidentelle, une souffrance physique quelconque, exercent une influence, sur le mouvement électro-magnétique de l'âme! Ainsi que cela se présente dans un cas de fièvre, en raison d'un surcroît de chaleur, de sorte que l'âme immatérielle exerce alternativement, une influence prépondérante sur la partie matérielle de l'organisme, et *vice versâ*.

C'est également en raison d'une surélévation de chaleur, que le mouvement giratoire (visible au microscope) du protoplasma des ferments unicellulaires se précipite, ou se ralentit et cesse tout à fait de se produire, lorsque la température du liquide, dans lequel les ferments unicellulaires se reproduisent, descend à 0°. Degré que nous savons être l'extrême limite où s'arrête la vie organique! Mais comme les ferments sont indestructibles, lorsqu'ils sont englobés dans un bloc de glace, par exemple, congelé à un degré de froid même excessif, ainsi que nous l'avons constaté nous-même, ainsi que chacun peut le constater, nous avons logiquement déduit de ce fait : que la matière immatérielle électro-magnétique, dont le cerveau est le siége, intimement liée à notre plasma, est également capable de résister au froid de la mort par asphyxie, et reste capable de se manifester de nouveau, de même que le mouvement giratoire dont le protoplasma des ferments est le siége, se manifeste de nouveau, lorsque ces corps anesthésiés par le froid, sont ramenés progressivement à un degré calorifique dépassant le degré de congélation de l'eau! Nous verrons plus tard quelle est la conséquence que nous tirerons de ce phénomène, au point de vue de la reviviscence humaine et de la résurrection des êtres moins organisés (1).

Nous ne sachions pas que ces phénomènes d'anesthésie, ces faits physico-chimiques aient été jamais ni observés, ni décrits, malgré leur grande importance, au point de vue physiologique où nous nous sommes placé. Nous avons par conséquent cru qu'il était de notre devoir de les signaler, quoique la plupart soient tellement connus en pratique brassicole, que nous sommes en quelque sorte confus d'avoir encore à les énumérer comme des faits ignorés !

Cependant, si M. Pasteur et son école de chimistes et de bactériologistes voulaient se donner la peine d'étudier la chimie organique, dont les ferments et la fermentation sont la base, ailleurs que dans leurs laboratoires et dans leurs petits pots ou ballons, si au lieu de chercher à guérir au moyen de procédés — purement fantaisistes — autrement dits empi-

---

(1) Les rotifères enkystés. Les mouches noyées, lesquelles reviennent à la vie après plusieurs mois d'immersion dans un liquide fermentescible ou non.

Phénomène qui nous conduit à penser qu'on enterre, plus fréquemment qu'on ne pense, des léthargiques anesthésiés par la morphine, dont les praticiens modernes font un abus si condamnable — sans motif sérieux !

riques — s'ils étudiaient plus sérieusement la nature des ferments et les diverses transforma- tions que ces corps, alternativement reproduc- teurs et générateurs par excellence, ou des- tructeurs, font subir à la matière organique constituée ou non, ils apprendraient que non- seulement les ferments ne digèrent pas les bactéries (1), mais qu'il ne suffit pas non plus comme pour leur — Maître — d'être au plaisir, à l'honneur, au lieu d'être à la peine, pour acqué- rir les connaissances techniques pratiques, sans lesquelles on n'arrive à rien ! Car les faits sont des faits, et les théories de M. Pasteur sont ostensiblement démenties par des faits !

Ils apprendraient enfin, que la prophylaxie par le vaccin est une simple *fumisterie*, contre laquelle Raspail a protesté, quoiqu'il ne connût pas lui-même la physiologie. Fumis- terie contre laquelle nous protestons à notre tour avec plus d'autorité encore, en raison de nos propres expériences, de nos propres études et des découvertes qui ont été le résultat immédiat de nos connaissances pratiques et théoriques !

Comment admettre, en effet, que nos bouil- lons de culture, dont nous connaissons main- tenant la nature chimique exacte, que toute notre économie liquide, comparée par Leibnitz et par Voltaire, si justement, à un fleuve dont

(1) D'après M. Béchamp, auquel M. Pasteur a, comment dirons- nous ? *emprunté* les idées et les découvertes géniales, les ferments,, corps organisés par excellence, digèrent en effet, non les microbes mais les principes immédiats des matières organiques sur lesquelles ou au sein desquelles, les microzimas, ou ferments se développent.

les eaux se renouvellent sans cesse, puisse être préservée, garantie, non-seulement contre les accidents que nous relevons, mais encore contre l'action des ferments parasitiques ou toxiques, et ceci pendant une période quelconque, au moyen d'un sérum, atténué ou non, par le procédé subversif que nous avons décrit dans le précédent chapitre ?

Comment croire raisonnablement, en effet, que les 80 kilogrammes de liquides normaux qui constituent l'économie liquide, alcaline acétique, d'un homme pesant 95 à 100 kilogrammes, puissent être préservés par une inoculation faite au moyen de la piqûre d'une aiguille, d'un scalpel, préalablement trempés dans un peu de vaccin, recueilli sur le pis d'une génisse, issu d'un ferment alcalin légèrement virulent, formant pustule sur cet organe?

Et quelle créance accorder à ceux qui pratiquent cette jonglerie, alors qu'ils sont absolument incapables de démontrer — *rigoureusement* — puisque le mot existe, pour quelle cause, ou en raison de quel phénomène physiologique, pathologique ou pathogène — le vaccin prend ou ne prend pas — selon la nature des liquides normaux des enfants ou des grandes personnes vaccinés ? !

Mais n'avons-nous pas démontré que les *ferments vitaux* par excellence, c'est-à-dire les ferments unicellulaires assimilateurs, que l'atmosphère charrie en quantités incalculables, possédaient la faculté d'expulser les corps étrangers, les *ferments putrides* entre autres, lorsque leur action prophylactique naturelle

expulsive n'était pas entravée. Car il existe
effectivement une espèce d'antagonisme, une
lutte, entre les principes vitaux et les principes
morbifiques, laquelle se manifeste surtout pendant le développement de la petite vérole, dont
les bubons ne sont autres que des *ferments
putrides,* des sucs stercoraux, que les ferments
normaux expulsent, dont ils se débarrassent,
comme ils se débarrassent des clous, des
anthrax, des boutons d'Alep, des pustules de
la scarlatine, etc., lorsque la somme des
ferments putrides introduits est relativement
minime et surtout — point essentiel — lorsque
les liquides normaux de l'individu attaqué, ne
sont pas contaminés naturellement ou artifi-
ciellement, c'est-à-dire lorsqu'ils ne contiennent pas une quantité considérable d'acide
toxique de matière putride dont la nature est
connexe à la nature acide forte ou toxique du
protoplasma, contaminé lui-même, des ferments introduits, alors que ces ferments ou
mucédinées ont prospéré, sont nés sur des
matières stercorales semi-fluides humaines en
décomposition et sont repris par les courants
atmosphériques à mesure que leurs spores
se multiplient sur leur mycélium.

Ne savons-nous pas, en effet, que les ferments en général et les ferments putrides en
particulier remplissent, à l'égard des liquides
fermentescibles soumis à la combustion lente,
le même rôle qu'un *boute-feu* remplit à l'égard
des liquides inflammables, tels que l'alcool
par exemple, répandu sur une surface plane
solide ou liquide. De sorte qu'en approchant

un corps enflammé de la surface d'un liquide fermenté, peu riche en alcool, comme le vin par exemple, élevé à un degré calorifique convenable, il suffise d'ajouter de l'alcool à ce liquide pour qu'il s'enflamme! A part cela, n'est-il pas constant, qu'un moût de malt qui contient déjà de l'acide lactique, provenant d'une matière première mal préparée (acide dont la présence est facile à constater dans le bouillon au moyen d'un papier tournesol) sera beaucoup plus accessible aux ferments acétiques, contenus à l'état de spores aériennes en chaînettes dans l'air, qu'un moût dont le bouillon est indemne, c'est-à-dire non contaminé?

Il en est de même pour ce qui concerne notre propre moût s'il contient déjà de l'acide putride, c'est-à-dire de la lymphe contaminée, passée de l'état normal acétique ou acide faible à l'état acide fort ou toxique, en raison du phénomène que nous avons décrit, c'est-à-dire, que les ferments en général diminuent de volume à mesure qu'ils passent à l'état putride amorphe et deviennent ainsi l'origine des acides organiques plus ou moins virulents, selon la nature même des matières minérales avec lesquelles ils se combinent.

C'est ainsi que les cadavres se décomposent lorsque la fabrication du sucre cesse de se produire dans l'organisme et que toute leur économie liquide passe de la fermentation acétique normale à la fermentation acide forte, au cours de laquelle évolution naturelle, purement chimique, apparaissent des quantités de bactéries ou ferments acétiques animalisés, transformés en ferments acides forts (probablement des leucocytes passés à l'état de bâtonnets filiformes), lesquelles bactéries disparaissent à leur tour lorsque la toxicité des liquides normaux, arrivés à leur paroxysme d'intensité, les consument, les brûlent, les détruisent, comme les acides minéraux monohydratés ou non détruisent ou brûlent les tissus.

C'est alors que l'inoculation du virus morbide au moyen d'une piqûre anatomique peut devenir mortelle, en raison de deux causes pathogènes parfaitement nettes.

La première, peut-être la moins dangereuse encore, prend sa source dans le degré de virulence acquis par les bouillons de culture de l'individu, décédé au cours d'une maladie infectieuse plus ou moins virulente.

La seconde, dépend de l'état de pureté plus ou moins considérable des bouillons de culture de l'opérateur lui-même, lequel état constitue soit, ce qu'on dénomme idiosyncrasie ou prophylaxie naturelle, soit l'état pathogène dit contaminé, d'un sang vicié.

C'est également en raison de ces deux causes initiales, que l'inoculation morbifique se propage avec une lenteur relative ou avec une virulence foudroyante telle, que quelques heures suffisent pour entraîner la destruction des liquides normaux de l'opérateur, littéralement brûlés.

Enfin, si l'on rapproche la rapidité de cette destruction, de l'effet foudroyant que produit sur l'organisme une quantité relativement minime d'acide cyanhydrique introduite dans l'économie; si, d'un autre côté, l'on se pénètre de l'idée que les ferments contiennent une quantité infinitésimale de fluide électro-magnétique, à laquelle le protoplasma giratoire des ferments unicellulaires doit son mouvement initial, — dont la cause ne peut être raisonnablement attribuée à une combinaison purement chimique, il est à supposer qu'après des évolutions qui nous sont encore inconnues, les acides organiques issus des ferments, reviennent à leur état électrique primitif en se combinant plusieurs fois avec une base minérale alcaline, d'où résultent les effets signalés, lesquels sont identiques, c'est-à-dire foudroyants !

Pour en revenir à la prophylaxie par le vaccin, dont nous nous proposons de démontrer le peu de valeur, nous allons examiner par conséquent comment nos liquides normaux arrivent à se contaminer :

En technique brassicole il est notoire, que les variations différentielles du degré de la température ambiante du local où les moûts fermentent, sont nuisibles à la qualité du produit, par conséquent à sa conservation. Voici pourquoi les brasseurs modernes ont installé des appareils frigorifiques, afin de maintenir dans leurs caves un degré normal constant, en les isolant de l'air atmosphérique.

Il n'en est pas ainsi pour nous, qui sommes journellement exposés à des variations différentielles de la température, contre l'effet desquelles, nos vêtements ne nous garantissent pas toujours.

Les poissons, plus favorisés que l'homme sous

ce rapport, évitent, soit les courants froids, soit les courants tempérés, spécialement impropres à la fermentation ou combustion plus ou moins lente, c'est-à-dire basse ou froide, de leur économie liquide. Fait qui explique en partie aussi la longévité des baleines, des carpes, etc. C'est ainsi qu'après plusieurs. — chauds et froids — accumulés, la nature de notre liquide lymphatique périphérique, surtout, se modifie. De sorte qu'après un ou plusieurs arrêts ou stases partielles de la fermentation acétique, dont l'importance est si considérable, les sérosités, les mucus lubrifiants que ce liquide fournit à l'organisme, perdent en partie leurs facultés, puis s'épaississent à la suite d'une coction anormale, deviennent gluants, compacts après un arrêt plus considérable encore, d'où résulte immédiatement un état pathogène qui — coupe bras et jambes — (terme vulgaire), en même temps que toutes les fonctions naturelles sont enrayées.

La gravité de cet accident se limite au degré et à la période de froid endurés, ainsi qu'à l'énergie vitale de l'individu.

Mais comme l'arrêt de la fermentation normale, est suivi d'une réaction contraire, aussitôt que le malade s'alite et se soumet parfois à une surélévation exagérée de la température — afin de provoquer une transpiration — pour peu que les mucus pulmonaires se soient modifiés dans le sens indiqué, les bronches fonctionnent mal, c'est-à-dire, les valvules pulmonaires reviennent difficilement sur elles-mêmes, en raison de la surélévation

10

de la pression pulmonaire intérieure provenant d'un développement de gaz carbonique trop considérable, dont l'élimination est en partie enrayée par les mucus gluants, coagulés! Mais comme la fermentation stercorale intestinale continue elle aussi à se produire, les parties flottantes de l'intestin grêle (le jéjunum iléon) se dilatent à leur tour, refoulent la bile, les sucs pancréatiques en un mot, les ferments intestinaux — lesquels sont ramenés dans toute l'économie, et le malade risque de mourir asphyxié, si les soupapes de sûreté ne sont pas désobstruées, car si la fermentation alcoolique continue à se produire dans le réseau sanguin avec intensité :

Fluxion de poitrine! Accident chimique et physique ou mécanique à la fois.

Lorsque la fluxion se prolonge, la bile non utilisée, ramenée constamment par la contre-pression gazeuse et refoulée dans le duodénum, est aspirée alors avec le chyle et revient, soit dans le foie, soit dans le réseau lacté, se contamine (1), passe à l'état d'acétate d'ammoniaque et contamine la lymphe. Or, nous savons que ce liquide alimente tous les liquides à réaction acétique faible, et notamment le liquide céphalo rachidien : — Fièvre cérébrale!

Mais comme la toxicité de ces bouillons de culture de premier ordre, augmente à mesure que le principe alcalin non éliminé, se modifie

(1) Il est notoire que le principe alcalin lorsqu'il absorbe le gaz carbonique passe ainsi à l'état toxique ou virulent; on sait que la soude a une grande affinité pour le gaz acide carbonique.

lui-même — Méningite! Production de bactéries dans le cerveau, par suite de la transformation des leucocytes en articles filiformes.

Méningite soi-disant tuberculeuse!! Surtout
si le patient est bourré de sulfate de quinine et
d'alcaloïdes, comme nous le voyons pratiquer
fréquemment par des antiseptistes convain-
cus (1)!

Cependant, si les refroidissements ne sont
pas excessifs, quoique fréquents, si les fonctions naturelles sont, non pas complètement
enrayées, mais simplement irrégulières, les
gros intestins, mal lubrifiés par une sécrétion
irrégulière, insuffisante, finissent par s'encombrer; le cœcum, passé à l'état de boudin,
se dilate, l'intestin grêle expulse péniblement,
et le jour où l'individu est actionné, soit par
des ferments putrides, soit par des miasmes
nauséabonds, saturés de ferments putrides
imperceptibles, les sécrétions nasales sont
arrêtées (les ferments putrides ayant la faculté
d'absorber à leur profit les liquides organiques) et la combustion putride se propage
et détermine la fièvre. Preuve certaine que les
ferments transmettent la chaleur aux corps
vivants. Ce symptôme d'assèchement est en
effet le plus sérieux des diagnostics! Car, à
partir de ce moment, les microorganismes
putrides s'incubent, se multiplient d'une façon
effrayante et envahissent le cerveau, ainsi que

(1) Les alcaloïdes administrés sans discernement et sans raison
ne peuvent que contribuer à augmenter la virulence des liquides
normaux, déjà contaminés, d'un malade, ainsi que nous venons de
le faire remarquer!

nous l'avons décrit. De sorte que le réseau central respiratoire devient un point d'incubation d'agents morbifiques, au lieu d'être le siége du processus de premier ordre que nous connaissons maintenant, dont le nœud vital de Flourens est le centre!

D'un autre côté, comme les fonctions intestinales sont interrompues, le cœcum, encombré de matières stercorales, soumises elles-mêmes à une fermentation constante, même en temps normal, devient un foyer de putréfaction, sous l'action prépondérante du ferment alcalin — la bile — qui sature les déjections non éliminées (1). Fermentation toxique putride qui se propage, en raison de laquelle tout le système devient progressivement un clapier purulent, dont les jus se répandent dans toute l'économie liquide d'un typhique, d'un varioleux, etc. Chacun sait, en effet, qu'à part le mouvement antipéristaltique qui ramène la bile non employée vers son point de départ, en raison de la contre-pression gazeuse dont nous avons parlé plus haut et qui détermine aussi les vomissements en cas de péritonite ou d'invagination intestinale, ce réseau est également doué d'une vie de nutrition, qui ramène vers l'intestin grêle, les sucs d'un lavement, de bouillon de viande par exemple, introduit dans le rectum au cours d'une maladie des voies respiratoires,

(1) Tout le monde sait que nous sécrètons et que nous éliminons journellement, en temps normal, un litre de bile environ. Or, nous ne sachions pas qu'aucun praticien imbu des nouvelles théories, se soit jamais demandé ce qu'il advient de ce ferment alcalin, déjà utilisé, lorsque les fonctions naturelles sont subitement enrayées ?

entraînant l'obstruction des voies nutritives naturelles ! Or, c'est précisément cette aptitude que possèdent nos intestins d'absorber, qui contribue à contaminer les liquides normaux d'un typhique, d'un phthisique, d'un cachexique, etc., ajoutons de tous ceux qui sont resserrés — la constipation étant, nous le répétons, la maladie du siècle. — C'est ainsi que les sucs putrides, aspirés par les intestins ramenés dans le chyle, se répandent dans tout notre organisme, absolument comme les sucs du bouillon absorbé par le bas, destinés à nourrir un malade. De là — cette mauvaise bouche, cette langue couverte de mucus, de mucilages bilieux, putrides — de là, enfin, l'odeur nauséabonde de l'haleine de certaines personnes et l'odeur non moins répugnante des sécrétions sudorifiques, insupportables chez certains individus ; car, répétons-le, il n'y a qu'une fermentation putride, comme il n'y a qu'une fermentation alcoolique-acétique organique !

Preuve indéniable que notre organisme est soumis aux lois générales des fermentations et que nous portons en nous-mêmes les causes de notre destruction, c'est-à-dire un foyer constamment soumis à la fermentation putride, dont les manifestations perceptibles, se laissent *sentir*, se font *entendre* et *sont visibles*, lorsque l'organisme en expulse le témoignage rigoureux.

Ces matières passent donc, ainsi que nous l'avons dit, d'autant plus rapidement à la phase putride, qu'elles sont peu riches en matière saccharine. De cette stase anormale et du processus putride qui en résulte, naissent alors des coagulums desséchés, privés de leurs sucs infectieux, dénommés — scybades — que leur dureté contribue à faire prendre pour des tumeurs par des praticiens peu expérimentés, lorsque, après leur dessiccation, ces corps desséchés, durcis, s'attachent aux muqueuses intestinales, qu'ils perforent quelquefois, comme les scories attachées aux barreaux des grilles d'un foyer de chauffage rongent ces grilles, si le chauffeur n'a pas le soin de les détacher et de les expulser.

Telle est la cause unique de la corruption progressive des liquides de notre économie pendant le processus putride que nous venons de décrire, au cours duquel il se dégage des gaz nauséabonds, dont le gaz carbonique non éliminé est l'origine, en même temps qu'il se forme alternativement de l'acétate d'ammoniaque et de l'acide sulfhydrique, dont la virulence, la toxicité, augmentent en raison directe de la quantité d'alcool fournie par la distillerie humaine. Toxicité qui se communique à la lymphe et au liquide sanguin, ainsi qu'à tous les ferments issus de ces principes vitaux de premier ordre.

Ce phénomène est surtout remarquable chez l'homme, à la fois végétarien et carnivore, autrement dit omnivore. Car la nutrition animale, peu riche en sucre se putréfie plus vite que la nutrition végétale, riche en sucre, dans l'économie humaine. Nous n'en voulons pour preuve que l'innocuité des déjections des herbivores, des granivores surtout, c'est-à-dire du fumier de cheval, sur l'emploi duquel est basée l'industrie de la production des champignons de couche (issus des spores aériennes), dont la

consommation est si grande ; alors que les
ferments aériens, développés sur des déjections
humaines semi-fluides, c'est-à-dire les spores
aériennes passées à l'état de moisissures putrides, contractent non-seulement l'odeur nauséabonde qui caractérise ces déjections, mais
dont le protoplasma contaminé acquiert encore
la faculté d'allumer l'incendie ou la combustion tumultueuse du sang d'un individu, dont
les bouillons de culture sont contaminés eux-
mêmes. Autrement dit qui contiennent une
quantité d'alcool transformée en acide toxique
capable de brûler les tissus, en raison directe
de sa virulence, absolument comme un acide
minéral monohydraté ou non, tel que l'acide
sulfurique, par exemple, aura la faculté de
brûler l'épiderme lorsqu'il est mis en contact
avec lui ?!

Or, n'est-il pas idiot, disons le mot, d'admettre qu'un vaccin quelconque, serait-ce
même le vaccin du croup, puisse garantir
jamais un individu, à la fois : non-seulement
contre le croup, mais encore contre la petite
vérole, la rage, le typhus, la peste, le vomito
négro, les boutons d'Alep, les clous, l'anthrax,
l'influenza, la grippe, la fluxion de poitrine, etc., etc., en un mot contre toutes les
maladies possibles et imaginables, maintenant
que la cause immédiate de ces maladies nous
est connue ? Et combien de siècles faudrait-il
aux bactériologistes pour atteindre le double
but qu'ils poursuivent (en admettant pour un
instant qu'il existe autant de causes que de
maladies), pour découvrir, soit l'impossible,
l'absurde, *microbe ami*, soit le virus atténué,

capable de rendre l'humanité entière réfractaire contre les épidémies qui la ravagent; maladies représentées, selon ces savants, soit par des bactéries, soit par des microbes spéciaux à chacune d'elles? Enfin, n'est-il pas d'autant plus ridicule d'y compter, qu'après vingt-cinq années d'insuccès, de tâtonnements, les aides de l'Institut Pasteur, dont l'un pensait trouver dans la culture de la levure de bière le mythe tant désiré, tant cherché, — inutilement cultivé par le fameux Koch, — obligés de s'avouer vaincus, se sont vus dans la nécessité de s'adresser à des étrangers pour obtenir le semblant de succès qui a eu le don de passionner la France et le monde entier, ces derniers temps?!

Nous avouons que pour notre compte nous n'avons jamais partagé cet élan! Car nous savions d'avance que si le sérum des docteurs Behring et Kitasato, employé par M. Roux, au moyen des procédés qui ont été décrits, était à même de donner quelques légers résultats, capables tout au plus d'atténuer le développement des fausses membranes tissées par les ferments du croup, il le doit tout simplement à ce que la nature du sang et celle du sérum injecté des herbivores, des granivores surtout, est réfractaire à l'action de certaines maladies, communes à l'homme (1)! Mais que le vaccin,

---

(1) La quantité injectée du sérum d'un cheval, vacciné ou non, constitue non pas, ce que l'on entend sous la dénomination de vaccin, c'est-à-dire une inoculation infinitésimale de virus atténué, mais une véritable transfusion. Sans l'élimination des hématies, du sang de ces animaux, la circulation normale ne saurait se produire, parce que la forme et le volume de ces corps diffèrent de la forme et du volume des hématies immergées dans le sérum humain.

atténué ou non, soit un moyen prophylactique
sérieux? Halte-là! nous protestons! en raison
des motifs que nous avons développés, à la
suite desquels nous osons affirmer sans crainte
d'être réfuté que: la prophylaxie par le vaccin,
Pasteur ou non, est une *colossale mystifica-
tion!*

A qui fera-t-on croire le contraire? Aux
gens du monde? Peut-être! à coup sûr à la
foule ignorante, imbécile, qui depuis trente
ans se laisse décimer sans murmurer et s'y
prête comme l'agneau qui tend le cou, sans
regimber! aux pauvres gens, sur lesquels on
expérimente sans remords et sans relâche, là-
bas au Champ-de-Mars, depuis un quart de
siècle, au mépris du respect de la vie humaine,
dont le niveau est tombé si bas depuis
l'avénement de cette malheureuse ère d'expérimentations illogiques et — bêtes! — qu'on
nous passe le mot! Car les poisons, les pana-
cées, se succèdent si souvent dans les officines
de chimie, qu'il est impossible de ne pas se
dire, que ceux qui en font un usage si téméraire,
mériteraient plutôt d'être traduits en police
correctionnelle, que d'être encensés à l'égal
des sommités médicales du temps jadis, dont
les traditions humanitaires et les enseignements, sont actuellement si profondément
ensevelis au fond de cet abîme d'ignorance,
qui a déjà fait tant de victimes! N'est-il pas
insensé, nous le demandons encore une dernière fois à tout homme intelligent, médecin
ou non, qui aura eu la patience de nous
lire jusqu'au bout, d'admettre qu'il soit néces-

saire d'inoculer à tous nos enfants, non-seulement le vaccin de la petite vérole, mais encore celui de toutes les maladies énumérées plus haut, en un mot celui de tous les maux qui affligent l'humanité depuis un temps immémorial, alors que la médecine officielle admet que tout l'organisme se renouvelle et change absolument tous les cinq ans !

Il faudrait donc passer sa vie à se faire inoculer de quinze à vingt-cinq vaccins à la fois chaque année ! Quelle perspective ! Quelle énormité ! D'où nous concluons, que si à l'Institut Pasteur on connaissait la physiologie, ceux qui y pontifient ne passeraient pas leur existence à chercher l'impossible ! Enfin n'avions-nous pas cent fois raison de prétendre que les systèmes préconçus, reposant sur des — erreurs, — aussi choquantes que les théories préconisées dont nous faisons la critique, conduisaient infailliblement — à l'absurde !

Au surplus, pour en finir avec la vaccine, cette *jonglerie* indigne du siècle où nous vivons, nous déclarons que nous nous chargerions volontiers de procéder à une démonstration rigoureuse de ce que nous avançons !

Qu'on mette donc à notre disposition, avec la promesse d'une commutation de peine, un condamné à mort que l'on vaccinerait, et auquel nous nous faisons fort d'inoculer la petite vérole après coup ! De même que nous nous chargerions de lui communiquer la fièvre typhoïde et de la couper en vingt-quatre heures, lorsqu'elle serait en pleine évolution !

Que les antiseptistes en fassent autant (1) !

. . . .

Tel a été, en effet, le couronnement de l'œuvre que nous avons entrepris de mener à bonne fin. — La connaissance exacte des véritables phénomènes qui régissent la vie — c'est-à-dire — la physiologie et la connaissance des — ferments — capables de rétablir l'équilibre vital, c'est-à-dire la santé !

(1) On nous objectera sans doute, que les cas de petite vérole sont devenus plus rares depuis la pratique rigoureuse de la vaccine ! A ceci nous répondrons simplement, que l'économie organique des générations nouvelles, modifiée par les traitements conformes aux nouveaux programmes, affaiblie par conséquent, n'a plus l'énergie vitale nécessaire pour expulser les ferments et les sucs putrides au travers de l'épiderme. Il résulte de cet état de choses, que les cas fréquents de fièvre typhoïde ont remplacé, en partie, les cas de petite vérole, laquelle n'a pas absolument disparu, comme cela devrait se produire, si le vaccin avait la moindre influence prophylactique sur l'organisme.

Il n'en est pas moins certain, que si la diathèse de ces maladies, infectieuses toutes les deux, a cessé de se manifester sous la même forme, pour ce qui est de la variole, la cause initiale reste toujours la même.

CONCLUSION.

En résumé : Si M. Pasteur est parvenu à faire oublier les anciennes traditions médicales, dont la pratique avait été consacrée par des siècles d'expérience d'étude et de pratique !

S'il a fait espérer à ses collègues de l'Institut, que ses idées pénétreraient aussi bien dans la pratique industrielle que dans celle de *l'art de guérir*, en raison de ses *admirables* travaux sur la bière, sur le vin, sur le vinaigre ! s'il s'est flatté de faire sortir des ornières de la routine, à la fois les brasseurs, les distillateurs, les fabricants de vinaigre, sans avoir jamais pratiqué ni la brasserie, ni la distillerie, ni la vinaigrerie ! si ses adeptes sont persuadés et proclament bien haut : que peu d'hommes ont contribué autant que lui à relever, à rendre florissante l'industrie brassicole française, laquelle ne fut jamais plus florissante qu'avant le jour où il eut entrepris de lui indiquer une *marche sûre*, au *moyen de principes simples et clairs,* il doit évidemment ce prestige au concours que lui ont prêté les journaux de l'époque, les revues scientifiques, dont les directeurs et les rédacteurs se sont laissé prendre, ainsi que nous l'avons fait observer déjà, à l'affirmation des succès illusoires, que s'est faussement attribués le chef de l'école antiseptique !

Ainsi, lorsque M. Pasteur prétend que les essais de son système de fermentation à vase clos, tentés jadis, aussi bien dans son laboratoire de l'école normale que dans la brasserie de MM. Tourtel frères, de Tantonville, avaient donné les meilleurs résultats, il sait pertinemment qu'il n'en est rien ! Car, à part l'affirmation contraire, que nous avons recueillie jadis de la bouche même de l'un de ces Messieurs, qui refusèrent d'employer son système après essai, nous avons encore eu l'occasion de recueillir tout récemment, ces mêmes renseignements de la bouche de l'ancien directeur technique de la brasserie Tourtel, lequel avait lui-même dirigé l'installation du système à vase clos, M. F..., directeur technique actuel d'une grande brasserie du Centre, dont le témoignage, complètement désintéressé, ne confirme du reste que ce que nous savions aussi bien que lui :

C'est-à-dire, que les bières obtenues au moyen du système à vase clos, préconisé par M. Troost, loin d'offrir une plus grande garantie de conservation, une force supérieure, beaucoup plus de *bouche*, comme on ose encore le soutenir, est incapable de se conserver, et reste au contraire aqueuse, plate, parce que les vapeurs d'eau non éliminées se condensent aux parois du couvercle et retombent dans le liquide. De même que la bière accuse un goût — *sui géneris* — désagréable et finit par devenir nauséabonde ; preuve certaine que la levure privée d'air, change de nature et passe à l'état de ferments putrides. De même encore qu'il est certain, que loin de conserver l'arome du houblon, dont le parfum s'échappe du reste en grande partie, au cours de l'ébullition du liquide en chaudière, loin de ralentir la fermentation secondaire, la suppression dé l'aération du moût enraye la fermentation primaire, c'est-à-dire la transformation du sucre en alcool, de sorte que le liquide peu atténué est toujours plus exposé à refermenter. A part cela, un de nos amis, M. Damm, de Barcelone, un praticien de grande valeur, nous a récemment encore affirmé, que, plus il laissait à sa bière le temps de s'évaporer sur les bacs (1), plus il l'oxygénait au moyen du réfrigérant, plus le liquide obtenu, offrait des garanties de conservation, en dépit des chaleurs estivales que cette ville doit à sa situation climatologique, en dépit des poussières que l'atmosphère charrie en quantités innombrables !

Il en est de même pour ce qui concerne la fermentation des moûts des raisins, ainsi que l'atteste une lettre de l'un de nos amis de Béziers, M. Roques, ancien brasseur de cette ville, actuellement grand propriétaire viticole, lequel s'étant mis à oxygéner énergiquement ses moûts de raisins, après avoir constaté que son vin avait contracté un goût désagréable, à la suite d'une expérimentation de la fermentation à vase clos ou enaérobie, s'est trouvé tellement bien de cette oxygénation, qu'il vend ses vins 1 fr. et même 1 fr. 50 par hectolitre

(1) M. Damm nous écrit qu'il laisse sa bière pendant cinq heures sur les bacs en plein été et qu'il s'en trouve mieux que lorsqu'il l'entonnait plus rapidement, ainsi que le conseille M. Pasteur !

de plus. que d'autres viticulteurs moins bien inspirés !

Que les brasseurs, les viticulteurs, encore imbus des théories que nous critiquons, essayent donc sans crainte de suivre ces exemples et ils verront survenir un changement notable dans la qualité de leurs produits. Les fabricants de vinaigre d'Orléans n'ont pas tardé non plus à en revenir à des moyens plus pratiques que ceux que M. Pasteur se vante de leur avoir indiqués. Preuve irrécusable qu'il y a loin de la théorie à la pratique ! de la coupe aux lèvres ! Nous soutenons par conséquent encore une fois que la fermentation alcoolique n'est absolument pas, la *vie sans air, sans gaz oxygène libre*, de même que les ferments alcooliques ne sont pas des — *êtres enaérobies* — qui s'accommodent facilement de ce genre de vie ! Théories erronées dont M. Pasteur s'est leurré, auxquelles les brasseurs allemands ne se sont jamais laissé prendre ! Car si les ferments se développent aux dépens de l'oxygène combiné avec le sucre du moût, cela suppose une oxygénation préalable de ce moût, subtilité que nous ne comprenons pas, lorsque M. Pasteur la préconise.

C'est ainsi que, pour l'observateur attentif, les théories de M. Pasteur offrent des contradictions flagrantes, au point que les brasseurs de Munich, et notamment un grand brasseur de Mannheim, de notre connaissance, Hoffmann, se sont franchement moqués des prétentions d'un savant — brasseur en chambre — qui caressa la prétention d'introduire dans l'industrie brassicole, des levures dont les cellules ovales tirent leur origine d'une nouvelle *espèce de levure développée fortuitement* dans une bouteille de moût de bière tirée d'un brassin fait dans son laboratoire en février 1873, cultivé ensuite pendant plusieurs mois dans ce même laboratoire et dont le produit obtenu ne *ressemblait à aucune bière connue*. Affirmation que nous n'avons pas de peine à comprendre et que nous admettons volontiers !

Enfin, puisque M. Pasteur a constaté au cours de ses travaux que ses saccharomyces *pastorianus* offrent un polymorphisme bien caractérisé, qu'il admet que ce sont de véritables ferments alcooliques, une espèce transitoire entre la levure proprement dite et certaines moisissures qui vivent sur le bois de la vigne au moment des vendanges, comment n'a-t-il pas tiré de cette observation les enseignements que nous en tirons nous-même : c'est-à-dire que les ferments aériens unicellulaires, phanérogames ou cryptogames, algues ou champignons, sont la véritable origine des spores d'espèces innombrables qui composent la levure de bière? De même qu'ils sont l'origine des cellules végétales libres.

Car s'il n'est pas douteux que la bière s'assimile une grande quantité de ferments aériens pendant l'oxygénation — *forcée* — que, sous peine d'altération, subissent tous les moûts avant l'entonnement, dans les brasseries du monde entier, il est certain aussi que toutes les spores unicellulaires contenues dans l'air, enlevées à leur système végétatif, passent à l'état de ferments alcooliques, en se combinant avec le moût, tandis qu'un grand nombre de ferments polycellulaires sont incapables de s'y développer, à moins que la bière contienne un acide organique, connexe à la nature même de leur *protoplasma*.

Il est clair, en effet, qu'une bière fabriquée avec des matières premières irréprochables se défend elle-même, en raison de sa pureté, absolument comme notre propre moût se défend contre l'attaque de ferments parasites ou véritables moisissures, contenus dans l'air, dont une grande quantité sont incapables de se développer dans ce liquide, nous le répétons, tandis que d'autres, moins réfractaires, passent à l'état de ferments, — alcooliques dans les moûts — acétiques dans notre lymphe, — après quelque temps d'immersion, ou au cours de cultures répétées (1). Cette opinion est, du reste, aussi celle de M. Pasteur, lorsqu'après s'être demandé d'où peuvent bien provenir les cellules de la levure, il suppose que, pareilles aux espèces de plantes cultivées, pareilles aux races d'animaux domestiquées, les spores aériennes se domestiquent à la longue. Ce système de *domestication* ou d'atténuation constitue au surplus la base même de sa méthode.

Il existe, en effet, plusieurs races de levures, dont les *Kreissen* (2), en se développant à la

(1) Les spores aériennes pénètrent dans l'économie animale au travers de l'épiderme périphérique en raison directe de leur extrême petitesse, limitée à la petitesse des méats épidermiques.
(2) Les jeunes cellules qui s'élèvent à la surface du liquide en fermentation et forment la base du couvercle.

11

surface des cuves à fermenter, à l'air libre,
accusent l'espèce, au moyen d'une morphologie,
spéciale à chacune d'elles ! Il est évident que
ces différences sont dues à la nature même
des ferments aériens qui se combinent avec
le moût pendant l'oxygénation, et surtout
à la nature des principes de la nutrition,
ainsi qu'à la situation climatologique spéciale
à la ville ou au pays où la bière se fabrique.
Cependant, si M. Pasteur n'a fait qu'égarer
les praticiens qui ont suivi ses enseignements,
au lieu de contribuer à les éclairer sur la
véritable nature des ferments, il peut se
flatter, par contre, d'avoir inauguré l'ère des
bactériologistes, celle du classement des diffé-
rents ferments parasitiques, auquel se livrent
les micrographes brassicoles modernes, dont la
plupart brûlent du désir d'attacher leur nom à
la découverte d'une nouvelle espèce. Or, il
arrive, la plupart du temps, que tel ou tel
article trouvé dans la bière altérée, découvert
depuis de longues années, rentre simplement,
soit dans la famille des mucédinées exosporées
ou bothryditées, soit dans celle des mucédinées
endosporées ou mucorées, comme les peni-
cillum et les aspergillus, etc., soit dans celle
des saprolégniées, des péronosporées, d'uré-
dinées, de pucciniées, d'ustilaginées, etc.,
parasites qui prospèrent sur les plantes cultivées
ou sauvages, sans compter les multitudes
d'autres moisissures dont les champignons
microscopiques ou spores sont enlevés sur
leur mycélium, à mesure qu'ils se développent
sur les matières semi-fluides en décomposition !

Ce travail est d'autant plus ingrat, qu'étudier le mode de reproduction et de développement de chacune de ces espèces dans un liquide fermentescible, constitue une œuvre capable d'absorber plusieurs existences humaines. Un pareil travail, à peine ébauché par M. Pasteur, a pourtant été entrepris et continué dans le laboratoire de Carlsberg, à Copenhague, dirigé par M. Jorgensen, où l'on a classé près de six cents espèces différentes de ferments parasitiques. Cependant cet effort herculéen offre, selon nous, d'autant moins d'intérêt au praticien brasseur, et aux médecins surtout, que les spécifiques capables de détruire chaque espèce sont inconnus !

Il est vrai que quelques fanatiques rêvent de trouver le moyen de — *vacciner* — la bière ! Cette idée ne doit pas laisser que de plaire au chef de l'antiseptie, à l'inventeur du vaccin rabique !

Quel est l'homme avisé qui découvrirait aussi le vaccin de la bêtise humaine? Il trouverait de nombreuses applications (1) !

Quant au système de culture de la levure pure, qui se pratique également à Carlsberg au moyen d'une spore unique, d'après le système que M. Hansen a emprunté au professeur Koch, nous pensons que la meilleure levure s'altère, lorsque le malt et le houblon employés sont de mauvaise qualité. Alors à quoi servent

---

(1) Nous avons eu l'occasion de lire ces jours dans un journal un article dont l'auteur émettait l'idée de vacciner — *les livres* — des bibliothèques publiques ? ! !

ces levures, si les matières premières sont mal fabriquées ou de mauvaise qualité ! ? A rien ! A moins d'employer un levain de levure pure pour chaque brassin. Il vaut donc mieux faire de bon malt. Par la raison qu'un excellent moût est capable d'améliorer un levain, étranger à la brasserie où il doit servir au renouvellement du levain habituel. Nous connaissons des brasseurs qui travaillent avec le même levain depuis vingt à vingt-cinq ans, parce qu'ils soignent leur fabrication et la production du malt et qu'ils sont experts dans leur métier.

Nous engageons par conséquent les jeunes brasseurs, trop imbus des théories que nous critiquons, de revenir purement et simplement aux traditions des vétérans de la fermentation basse, introduite en France par les Schützenberger, les Hatt, les Ostermann, les Ehrhard, les Schneider, etc., initiateurs que M. Pasteur traite si légèrement de routiniers, dont les excellents produits, jadis si purs de drogues, si renommés, justifiaient le renom, et dont les brasseries florissaient, nous le répétons, bien avant que la chimiatrie ait envahi la brasserie et ajoutons, la médecine. En ce temps, l'acide salicylique était inconnu et l'on buvait de la bière !

De même que nous engageons les jeunes médecins à en revenir aux traditions de l'enseignement — non conforme aux nouveaux programmes ! Qu'ils étudient les fermentations ailleurs que dans un laboratoire officiel.

Nous nous croirions suffisamment récompensé de nos efforts si cette réaction venait à se produire, à la suite de l'œuvre que nous avons entrepris de mener à bien, dans le but unique d'être utile à notre pays — à l'humanité, en combattant l'erreur, et l'imposture au nom de l'irrésistible — vérité !

NOTES EXPLICATIVES.

DES ALGUES MICROSCOPIQUES.

Les eaux de la mer, moins denses à la surface, parce qu'elles se composent en grande partie d'eaux de pluie, partant moins saturées de sels marins, se colorent en vert, lorsqu'elles sont tranquilles, soit le long des côtes, soit dans la haute mer, riches en fucus, absolument comme les eaux des rivières ou des fleuves, à pente peu rapide se colorent, au moyen d'algues microscopiques, dont les sporanges sont enlevés en partie, par les courants atmosphériques, ou tombent au fond, et se mélangent avec les vases ou dépôts sédimentaires provenant de la surface.

Il en est de même pour les eaux des lacs et des étangs, dont les surfaces stagnantes se couvrent de pellicules vertes. Ce sont des amas d'*algues*, auxquelles s'attachent des myriades d'animaux microscopiques, et notamment des infusoires !

Un phénomène parallèle existe également aussi à la surface des mers dites — *de Sargasse.* — Herbes flottantes, appelées raisins des tropiques par les marins, au sein desquelles vivent également des quantités incalculables de petits mollusques, des polypes, etc., faune microscopique encore peu connue des naturalistes, que nous considérons comme étant l'origine de la faune sous-marine, alors que les algues de la surface, auxquelles s'attachent ces animalcules, sont entraînées par les courants marins jusqu'au fond, à la suite du mouvement tumultueux des flots, dont le choc doit détruire en partie les vésicules d'air, en raison desquelles les algues se maintiennent à la surface et servent à l'ense-

mencement des continents, comme elles servent à celuⁱ
de l'Océan !

D'autre part, il arrive encore que la surface de la mer
se colore en rouge, coloration que les naturalistes attribuent à la présence d'une quantité colossale de crustacés
microscopiques, de protococcus atlanticus, de même
qu'ils attribuent la couleur dite — *mer de lait*, — que
revêtent parfois les eaux marines, surtout en Océanie,
soit à la présence d'animalcules dénommés — nocti-
luques, — soit à des algues microscopiques non colorées
en vert.

Les algues microscopiques en général, dont la présence à la surface de l'Océan primordial a été constatée
par la géologie, se composent d'une tige, d'un tube
filamenteux, système végétatif dénommé *phycoma*, sur
lequel naît le système reproducteur.

Ce dernier se compose de frustules ou vésicules de
forme variable, dénommés sporanges, dans l'intérieur
desquels naissent les — spores, — c'est-à-dire des
microorganismes générateurs et reproducteurs par
excellence (1).

La fécondité de ces frustules spores ou sporanges,
est tellement énergique, que si les courants atmosphériques ne les transportaient pas en partie sur les
continents, les mers finiraient par en être encombrées,
comme nous l'avons déjà fait observer.

Parmi ces algues, on en distingue de nombreuses
espèces dont les sporanges, dérivés de la cellule termi-
nales des tubes formant le système végétatif, peut se
comparer au conceptacle, analogue à celui des champignons terrestres (2), dans lequel se trouvent les sporanges ou système reproducteur, avec cette différence,
que les sporanges des algues contiennent de la chloro-

(1) Ch. Robin, *Traité du microscope.*
(2) Ce fait analogique prouve, *à priori,* la commune origine
primordiale de ces corps simples organisés, dont la reproduction est
identique, malgré la nature différente des milieux où elle se produit.

phylle, ainsi que plusieurs vésicules colorées, tandis que les sporanges des champignons terrestres, sont privés de chlorophylle et ne renferment pas d'embryons.

Les phycées ou floridées, se reproduisent par copulation ou conjonction, par rapprochement de leurs filaments.

Les algues unicellulaires, nées par formation libre, renferment d'abord de petites cellules incolores qui se colorent vivement avant d'abandonner la cellule mère. Cependant, comme le microscope révèle la présence constante d'une quantité considérable de ces spores colorées dans les poussières atmosphériques, c'est-à-dire de corps ronds ou ovoïdes, contenant eux-mêmes de fins granules diversement colorés, il est évident que ce sont les spores unicellulaires des algues, colorées ou non, fécondées ou stériles, qui sont l'origine de la levure de bière, c'est-à-dire de la plus grande partie des *ferments alcooliques* qui la composent, parmi lesquels il se trouve nécessairement aussi des spores unicellulaires provenant des champignons terrestres, dès l'instant que nous savons qu'il n'est pas possible d'entonner la bière sans une oxygénation préalable, opération qui met ce liquide en contact, molécule à molécule, avec l'air atmosphérique, saturé de poussières et de ferments aériens, lorsque ce liquide passe au réfrigérant. De sorte que les moûts sont forcément ensemencés de ferments aériens avant de l'être au moyen du levain (1).

Il est donc incontestable que la levure de bière est un composé hétérogène de cellules d'origine diverse, dont il est impossible de définir la provenance exacte, attendu qu'il existe des milliers d'espèces d'algues, de nature et de grandeur diverses ! (On compte plus de 2,000 espèces de diatomées !)

(1) Les réfrigérants, Baudelot ou autres, ne sont, encore une fois, qu'une imitation intuitive de la nature, en ce sens, que le moût de bière s'oxygène et se sature de ferments aériens, absolument comme le sang s'oxygène et se sature de ferments aériens à la surface de nos poumons !

En tout cas, ces cellules de provenance multiple, constituent un ensemble de corps reproducteurs par excellence, qui ont tous plus ou moins, la faculté de transformer le sucre contenu dans un liquide fermentescible, en alcool, avec un développement de chaleur, de gaz carbonique et de vapeur d'eau, phénomène qui se manifeste invariablement au cours de leur reproduction. Celle-ci, observée, lorsqu'elle se parachève dans les petites cases *ad hoc* du porte-objet d'un microscope, se fait invariablement par expulsion de leur contenu liquide et granuleux, lorsqu'il s'agit d'une levure saine à l'état unicellulaire et non en chaînettes !

Il arrive parfois, cependant, que quelques cellules forment un agglomérat, que l'on dissout aisément au moyen d'une goutte d'eau saturée de potasse au 100e, introduite sous les lamelles du microscope. Cet état dénote évidemment déjà un léger commencement d'altération, car les spores en chaînettes sont des ferments, altérés par des souillures de matières grasses, qui contribuent à les rendre adhérentes (1).

Lorsqu'on examine des cellules de levure pure diluées dans quelques gouttes d'eau, ces microorganismes se rangent symétriquement l'un à côté de l'autre et réfractent la lumière. Et lorsque l'éclairage est bon, l'on distingue à l'intérieur de la cellule transparente le mouvement giratoire de leur *protoplasma*. Cette dénomination, qui est commune aussi au liquide semi-fluide contenu dans les cellules végétales, doué lui-même d'un mouvement giratoire constant et régulier, est également appliqué au liquide semi-fluide giratoire qui constitue la partie semi-fluide des cellules végétales immergées à l'état libre dans le cambium des végétaux, corps reproducteurs qui se multiplient également aussi dans ce liquide, à l'état unicellulaire, absolument comme les ferments unicellulaires alcooliques se reproduisent dans

(1) C'est précisément en raison de la densité anormale d'un moût glutineux, que les cellules de la levure s'individualisent difficilement et restent en chaînettes.

le moùt. La découverte de ce principe, doué de mouvement, le seul initial qui ait encore été rigoureusement
constaté, est due à Dujardin, un naturaliste français, et
à Mohl, un naturalisme allemand, qui lui donna le
nom de *protoplasma*, lequel a prévalu sur celui de sar-
code, imaginé par Dujardin.

Pour ce qui concerne la levure de bière, il est évident
que le *protoplasma* giratoire qui caractérise ses cellules,
comme il caractérise les cellules végétales libres, est
lui-même issu du moùt, au sein duquel les jeunes
cellules sont nées. Il est incontestable aussi, que c'est
en s'assimilant molécule à molécule les principes immédiats du *protoplasma*, dont le moùt est la substance iso-
mère, que les fines granulations déjà contenues dans les
jeunes spores, passent elles-mêmes à l'état de cellules
mères, lorsqu'elles sont déversées avec ledit *protoplasma*
dans le liquide en fermentation, alors que la cellule
mère éclate, absolument comme la cellule de l'œuf
humain éclate et délivre l'embryon immergé dans le
liquide amniotique passé à l'état putride !

Le *protoplasma* prend le nom de vitellus — lorsqu'il
s'agit du principe semi-fluide servant à la reproduction
par rapprochement filamenteux (conjugaison ou copulation) de certaines espèces d'algues, dites à *spermatozoïdes*
— dont nous avons parlé déjà, sur leur système végétatif.
Reproduction purement physico-chimique, que nous
considérons comme étant l'origine de la reproduction
sexuelle de tous les êtres vivants, ainsi que nous l'avons
expliqué au cours de notre étude.

En effet, lorsque la fécondation a eu lieu, on voit se
produire dans le contenu des sporanges des *spermatozoïdes*
le même phénomène qui se produit au sein du vitellus (1)
fécondé de l'ovule animal, c'est-à-dire qu'il naît un noyau
vitellin, en même temps qu'il se produit un sillon, lequel
partage le contenu granuleux en plusieurs fractions.
Celles-ci se partagent ensuite en plusieurs sphères, au
sein desquelles naît toujours et toujours un noyau

(1) Le vitellus correspond à l'albumine du blanc d'œuf.

central, un peu avant l'apparition du sillon, tandis que les spores s'enveloppent d'une cellule fibreuse, au fur et à mesure de leur formation (1).

On observe la même genèse dans toutes les coupes des plantes dont la paroi de cellulose c'est-à-dire la cavité, parfois tapissée elle-même d'une seconde membrane formée de substances organiques azotées, dénommée utricule primordiale *(germinal matter)*, reproduit des petits corps sphériques, ovoïdes, renfermant ou non, d'autres corpuscules ou nucléoles.

M. Trécul a compté jusqu'à cinq générations de ces jeunes cellules. Or, comme nous savions que les cellules flottantes immergées dans le cambium des végétaux (des charas par exemple) se reproduisent également à l'état unicellulaire par déversement, nous avons déduit de ces faits identiques, que la *reproduction de tous les êtres vivants était ou devait être soumise aux mêmes lois !*

De même que nous avons pensé que la reproduction de nos tissus se faisait absolument aussi, de la même manière et suivant les mêmes principes, que celle des tissus fibreux des végétaux, en tenant compte bien entendu, de la différence des milieux.

Mais comme il est incontestable que cette reproduction latente et constante, d'où dérive directement la reconstitution ou rédintégration de nos tissus, est soumise aux lois de la combustion lente, sans laquelle il n'y a pas de formation de granules possible ; comme nous savions aussi qu'aucune combustion lente ou fermentation n'est possible, sans la présence constante des *ferments* (2)... nous avons cru logique d'admettre : que les ferments alcalins ou sporanges, enlevés à leur système végétatif et dont la présence est constatée dans les poussières atmosphériques, sont l'origine des granulations azotées qui contribuent à la formation des cellules végétales et sont également

(1) Ch. Robin, *Traité du microscope*, page 891 et suivantes.
(2) Dans certains cas pourtant, les acides organiques issus du protoplasma des ferments, passés à l'état amorphe, remplissent le même rôle. Dans ce cas, il n'y a pas de production d'embryons visibles. Fait qui a dû induire les hétérogénistes en erreur.

celles qui constituent la base des réserves de notre
principe sanguin ! Ceci avec d'autant plus de raison,
que nous savions par M. Pouchet que les ferments *aériens*
pénètrent dans l'économie de tous les êtres vivants et
que nous savions encore par Tyndall, que l'air saturé de
poussières atmosphériques et de ferments, était seul
capable d'engendrer la vie ! D'où il résulte aussi, que
les — sporanges des algues à spermatozoïdes — sont
l'origine des spermatozoïdes ou ferments alcalins, animalisés dans le liquide séminal mâle de tous les animaux
et de l'homme.

De même que ces corps générateurs sont l'origine des
cellules de *pollen* que l'air reprend, lorsqu'ils aban-
donnent le système végétatif mâle, propre à chaque
espèce végétale.

A part cela, nous nous sommes demandé si la surface
des mers, ensemencées d'algues microscopiques, produi-
sait d'elle-même, spontanément, ces quantités colossales
de corps générateurs, reproducteurs par excellence,
lesquels ne se maintiennent à la surface, qu'en raison
de quantités de bulles gazeuses dont l'origine aérienne
est incontestable, bulles qui remplissent leur système
végétatif.

Or, comme nous savions que la matière organique
est incapable de se reproduire par elle-même, ceci nous
a conduit à penser, que la véritable origine des algues
microscopiques était purement atmosphérique. Enfin,
comme nous savions aussi que certaines eaux de pluies
contiennent des *zoospores* en quantités colossales, il nous
a paru logique de leur attribuer l'origine des *algues*
microscopiques, que jusqu'à preuve du contraire, nous
considérons comme étant issues des véritables *générations
spontanées*, origine de la vie organique sur notre
globe (1) !

(1) C'est-à-dire des eaux de pluie fécondées physico-chimiquement dans l'air, au cours des combustions météorologiques auxquelles
les éléments basiques de la vie, prennent une part active.

A part les algues à spermatozoïdes et les diatomées, on distingue surtout cette classe d'algues comprenant un nombre d'espèces colorées ou non, que nous ne pouvons énumérer ici, dénommées algues malocophycées, longuement décrites par M. Ch. Robin, à la page 896 de son *Traité du microscope*, auquel nous renvoyons le lecteur que l'étude de ces corps, ainsi que celle des diatomées et des desmidiacées, ces dernières spéciales aux eaux douces, intéresserait (1).

DES CHAMPIGNONS OU SPORES AÉRIENNES TERRESTRES.

Si la géologie admet que les continents surgirent au-dessus de l'Océan primordial couvert d'algues, il faut admettre avec elle, que les spores terrestres sont elles-mêmes issues des sporanges des algues microscopiques!

Il existe au surplus une certaine analogie entre la reproduction des sporanges des algues et celle des sporanges des champignons, dont le système végétatif dénommé — mycélium — est uniquement représenté par des filaments, simples d'abord, qui se ramifient ensuite, comme nous le faisons remarquer plus haut. Pour notre compte, nous pensons donc, que les — mycéliums — qui prospèrent sur les racines des plantes herbacées, sont aussi la véritable origine des champignons unicellulaires — ou spores aériennes — dont la dimension est beaucoup moindre que celle des sporanges des algues, nous considérons par conséquent ces corps comme étant la véritable origine des granulations dénommées *leucocytes*, douées de mouvement ou non, qui prospèrent spécialement dans notre lymphe, ainsi que nous l'expliquons dans nos Précis de chimie organique et de physiologie.

(1) Le *Traité du microscope*, par Ch. Robin, se trouve à la librairie J.-B. Baillière et fils, rue Hautefeuille, 19, à Paris.

DU MOUVEMENT BROWNIEN.

A part le mouvement giratoire qui se remarque sur les ferments, il existe encore un autre mouvement qui peut se comparer au mouvement sidéral oscillatoire des astres!

Ce mouvement remarquable a été constaté sur les atômes ou granulations moléculaires, immergées dans un liquide pas trop visqueux, par Robert Brown, un savant anglais, qui décrit ce phénomène comme suit :

« Lorsque des particules extrêmement ténues de » matière solide organique ou inorganique, se trouvent » en suspension dans l'eau pure ou dans quelque autre » fluide aqueux, elles laissent apercevoir des mouve- » ments dont la cause m'échappe, etc. »

Ce mouvement, dit M. Ch. Robin, est plus ou moins rapide, selon qu'il s'agit de telle ou telle variété de granulations moléculaires.

C'est ainsi que les granulations graisseuses sont douées d'un mouvement brownien énergique, très-visible dans les plus petits globules du lait.

Le mouvement dure infiniment dans les préparations anatomiques, qui contiennent des granules en suspension au sein de liquides assez ténus pour que cette oscillation ait lieu. J'ai des préparations de poussière de charbon et autres conservées dans l'eau depuis 1853 dans lesquelles ce mouvement n'a jamais cessé. (Ch. Robin, pages 478 et suivantes du *Traité du microscope*.)

De cette analogie nous avons également conclu, que l'idée *créatrice et directrice*, entrevue par Claude Bernard, était commune à la reproduction des monades, comme nous l'enseigne Leibnitz, et à celle des mondes, ainsi que nous l'établirons dans une prochaine étude.

Cependant nous ne terminerons pas ces notes sans définir nettement ce que nous entendons par — générations spontanées !

Nous pensons que cette dénomination implique surtout

l'idée d'une genèse initiale, purement météorologique, au cours de laquelle, ainsi que nous l'avons déjà dit, naissent des zoospores pluviales, c'est-à-dire des corps reproducteurs non encore organisés, nés, en même temps que se produit l'air respirable, pendant les conflagrations aériennes dont l'équateur et les tropiques, c'est-à-dire le pôle électro-magnétique positif, est le siége continuel.

Nous émettons cette hypothèse parce que nous avons observé que l'eau, préalablement oxygénée, offre un exemple de la faculté que possède l'air respirable de s'enkyster au sein d'une cellule imperceptible, composée de particules atmosphériques infinitésimales, contenues dans les poussières, seules capables d'engendrer la vie, saturant les nuages, également chargés de fluide électromagnétique négatif et positif.

Pour se rendre compte de ce phénomène d'enkystement, il suffit d'observer ce qui se passe dans un aquarium, comme au Jardin d'acclimatation par exemple, où l'eau saturée d'air charrie des bulles réfractant la lumière, lesquelles s'attachent aux plantes aquatiques, par capillarité, et crèvent après avoir alimenté la respiration de ces végétaux. Il en est de même pour ce qui est de la respiration de la faune aquatique ; il en est de même aussi pour ce qui concerne la respiration des cellules mères de la levure immergées dans le moût, lesquelles s'emparent des bulles d'oxygène contenues dans ce liquide et finissent par y déverser leur contenu, ainsi que nous l'avons déjà fait observer. Ces bulles servent alors à soulever les jeunes cellules et à les transporter à la surface du liquide, où elles se reproduisent par bourgeonnement après s'être assimilé l'air respirable contenu dans ces bulles !

Telle est la théorie des générations spontanées ou zoospores pluviales, origines de tous les ferments ou spores unicellulaires cryptogames et phanérogames, lesquelles passent à l'état de ferments aériens au fur et à mesure que les courants atmosphériques les enlèvent à leur système végétatif aquatique ou terrestre, et se mêlent aux poussières atmosphériques, uniquement capables d'engendrer la vie sur notre globe !

Nous défions M. Pasteur et les adeptes de son école de nous réfuter sur ce point capital, sans se contredire et se réfuter eux-mêmes !! A part cela, les moisissures qu'ils désignent indistinctement sous le nom de — générations spontanées — le sont improprement, car cette dénomination ne peut s'appliquer qu'à la genèse d'organismes nés de combinaisons météorologiques dont la formule est encore ignorée, à laquelle, nous le répétons, les principes élémentaires arestotéliques, surtout l'électricité, prennent une part initiale unique.

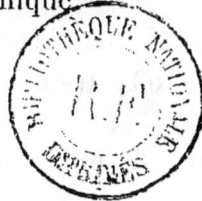

ERRATA.

———

Page 29, deuxième ligne . *au lieu de* ;

Page 63, trentième ligne, *lire* Harway *au lieu de* Harmoy.

Page 107, huitième ligne, *lire* éthiologie.

TABLE DES MATIÈRES.

De la nutrition et de l'animalisation du chyle.

Sommaire des questions traitées dans ce chapitre :

Du mécanisme de la respiration et de la circulation.

Sommaire :

Nature probable de la chaleur solaire. — Du nœud vital de Flourens.

Sommaire :

Des erreurs de M. Pasteur.

Sommaire :

Le vaccin du croup.

Sommaire :

Conclusion.

Sommaire :

Notes explicatives et justificatives de nos théories.

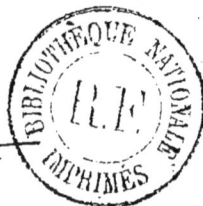

Nevers, G. Vallière, imp.

s.
7
0
4

5
8
9

www.ingramcontent.com/pod-product-compliance
Lightning Source LLC
Chambersburg PA
CBHW070537200326
41519CB00013B/3063